AF473003

CURE RADICALE

DE LA

HERNIE INGUINALE

CHEZ LES ENFANTS

PAR

Le Dr Joseph BERCHOUD

Ex-Interne des Hôpitaux de Lyon (Concours 1896).

LYON

A. REY, IMPRIMEUR-EDITEUR DE L'UNIVERSITE

4, RUE GENTIL, 4

1900

CURE RADICALE

DE LA

HERNIE INGUINALE

CHEZ LES ENFANTS

DU MÊME AUTEUR

De l'incontinence d'urine infantile par pollakiurie spasmodique (*Province médicale*, 30 juillet 1898).

Anévrysme diffus de la carotide primitive consécutif à l'ulcération du vaisseau dans un abcès (*Province médicale*, 25 juillet 1896, en collaboration avec M. Vallas, Chirurgien major de l'Hôtel-Dieu).

Avantages de l'emploi du double drain à pavillon d'arrêt dans le traitement des collections pelviennes (*Archives provinciales de Chirurgie*, octobre 1897, 618, 13, 23).

CURE RADICALE

DE LA

HERNIE INGUINALE

CHEZ LES ENFANTS

Procédés employés par M. le Dr VINCENT

Professeur agrégé, Chirurgien major de la Charité.

Résultats opératoires.

PAR

Le Dr Joseph BERCHOUD

Ex Interne des Hôpitaux de Lyon (Concours 1896).

LYON

A. REY, IMPRIMEUR-ÉDITEUR DE L'UNIVERSITÉ

4, RUE GENTIL, 4

—

1900

A la Mémoire de mon Grand-Père

Le Dr BERCHOUD

A la Mémoire de mon Père

Le Dr Louis BERCHOUD

A mon Président de Thèse

M. le Professeur LAROYENNE

A MES MAITRES DANS LES HOPITAUX

Externat

Dr JOSSERAND, Médecin des Hôpitaux.
Dr VINCENT, Chirurgien major de la Charité.

Internat provisoire

Dr VALLAS, Chirurgien major de l'Hôtel-Dieu.
Dr CHAPPET, Médecin des Hôpitaux.
Dr OLLIER, Professeur de Clinique chirurgicale.
Dr GANGOLPHE, Chirurgien major de l'Hôtel-Dieu.

Internat

Dr BONDET, Professeur de Clinique médicale.
Dr JABOULAY, Chirurgien major de l'Hôtel-Dieu.
Dr VINCENT, Chirurgien major de la Charité.
Dr MOUISSET, Médecin des Hôpitaux.
Dr ROCHET, Chirurgien major de l'Antiquaille.
Dr COLRAT, Médecin des Hôpitaux.
Dr WEILL, Professeur de la Clinique infantile.
Dr GAREL, Médecin des Hôpitaux.
Dr VIDAL, Médecin de l'Hôpital Renée Sabran, Giens-Hyères (Var).

PLAN DU TRAVAIL

CURE RADICALE

DE LA

HERNIE INGUINALE

CHEZ LES ENFANTS

AVANT-PROPOS

Il semble peut-être qu'il y ait un peu de témérité de notre part d'aborder un sujet aussi connu à l'heure actuelle que celui de la cure radicale de la hernie inguinale.

Des thèses récentes de Paris et même de Lyon, des monographies originales de plusieurs maîtres semblent avoir épuisé la question, au point de laisser peu à glaner à ceux qui se présenteraient ensuite. Aussi, passant rapidement sur ce que d'autres ont dit avant nous avec beaucoup de clarté et de précision, nous ferons connaître seulement, les résultats obtenus ces dernières années, par notre maître, M. le Dr Vincent, dans son service de la Charité.

Nous n'aurons en vue que les résultats obtenus chez les enfants, car le procédé que nous allons faire connaître leur est particulièrement applicable.

On ne nous saura pas mauvais gré, nous l'espérons, d'apporter une preuve de plus à l'innocuité de la cure radicale bien faite, innocuité non seulement dans l'opération elle-même, mais aussi dans les résultats éloignés. Tous nos enfants se sont trouvés au mieux de l'intervention chirurgicale, et nous n'hésitons pas à la préferer à n'importe quel bandage.

Qu'on nous permette dans les quelques réflexions qui vont suivre de donner au lecteur les motifs de cette préférence; si les opinions que nous allons avancer, ont été émises par d'autres avant nous, hâtons-nous de dire que ce sont aussi celles de notre maître et que nous y avons adhéré pleinement.

Au reste, tout en faisant connaître notre manière d'envisager cette question à l'heure actuelle, nous ne négligerons pas l'autorité des maîtres modernes, et, tout en passant, nous citerons ce qu'ils ont écrit sur l'opportunité de l'intervention chirurgicale dans la hernie inguinale, celle de l'enfance en particulier.

Le traitement des hernies en général, et en particulier de la *hernie inguinale*, a de tout temps attiré la sollicitude des chirurgiens de chaque époque. Les bandages et l'opération sanglante ont été en rivalité constante, et « il faut bien avouer, dit M. Jaboulay, dans l'article Hernie, du *Traité de chirurgie* de Delbet et Le Dentu, que, jusqu'à ces dernières années, la supériorité des premiers était indiscutable, car, au moins, ils n'étaient pas dangereux. »

De nos jours, la question change de face, et il est certain que les bandages perdent du terrain à l'heure actuelle. La cure radicale est devenue une opération courante et de plus inoffensive, grâce aux progrès constants de la méthode antiseptique.

D'autre part, le bandage n'est certes pas sans inconvénients. Pour obtenir la guérison avec lui, on doit le porter parfois nuit et jour, et il doit maintenir la réduction parfaite, surtout s'il s'agit d'un enfant et de hernie congénitale. De plus, il est parfois gênant, douloureux ou simplement pénible ; de temps à autre, il provoque de véritables ulcérations des téguments, d'où des inflammations ganglionnaires parfois intenses. Il exige donc des soins de propreté quotidiens et pour ainsi dire constants.

Quelles seraient donc les indications de l'opération sanglante ? Quand faudra-t-il donner la priorité au bistouri ? Quand faudra-t-il appliquer le bandage ?

Lucas Championnière et d'autres ont donné des formules assez catégoriques à ce sujet. On sait, d'autre part, que Trélat a résumé les indications de la cure radicale dans la formule suivante : « Toute hernie qui n'est pas complètement, constamment, facilement contenue par un bandage est justiciable de la cure radicale. »

Mais nous n'avons pas à suivre ici pied à pied les diverses polémiques des chirurgiens qui ont fait le procès de la cure radicale, les autres, le procès des bandages. Nous devons envisager la question seulement *chez l'enfant*; où les indications nous semblent infiniment plus précises.

Félizet, en 1890, étudiant ce même sujet de la cure radicale chez l'enfant, s'exprimait de la façon suivante :

« Dans l'enfance, l'opération sanglante sera forcément, à notre avis, une opération de nécessité, une opération d'exception. Le bandage a guéri, guérit encore, et guérira longtemps la grande majorité des hernies jeunes. Il permettra de statuer sans regret sur le sort des hernies qu'il n'aura pas guéries, des hernies dangereuses, des hernies rebelles et progressives : c'est à ces hernies ainsi éprouvées et préparées que l'opération radicale aura affaire. »

Et, plus loin, poursuivant cette même idée, Mr. Félizet dit encore :

« L'acte opératoire ne sera jamais que l'*ultima ratio*, la ressource dernière, celle qu'on ne doit jamais faire entrer en jeu que quand les autres auront été sans effet. »

En somme, Félizet, à ce moment, n'admettait l'opération sanglante que lorsqu'il n'y avait pas moyen de l'éviter.

Ce n'est point là notre opinion, nous allons y revenir dans un instant.

Berger dit qu'avant l'âge de cinq ans la cure radicale ne doit jamais être tentée. Cependant, par une réserve toute naturelle, il avance cette limite d'âge dans le cas d'accidents graves, capables de forcer la main du chirurgien.

Berger admet, toutefois, la possibilité d'opérer impunément un enfant vers l'âge de dix à douze mois, bien qu'il ne croie pas l'intervention utile à cet âge.

Broca, il y a quelques années, n'opérait pas les enfants âgés de moins de cinq à six ans, sauf le cas de force majeure, et ceci, à cause du jeune âge, de l'encombrement des services hospitaliers et de la bronchopneumonie toujours à craindre.

Peu à peu cependant il est devenu plus interventionniste. Pour lui la limite d'âge n'a rien d'absolu, il faut seulement attendre pour opérer de parti pris que l'enfant ne soit plus un nourrisson ; c'est-à-dire, attendre que l'enfant soit complètement sevré, qu'il marche, qu'il ne soit plus pour ainsi dire « un appendice de sa mère ou de sa nourrice ». Cela mène vers 15, 18 mois, 2 ans parfois. Passé cet âge, si la hernie n'est pas guérie, Broca dit d'opérer de parti pris et sans crainte.

On voit par ces opinions diverses, et nous en pourrions citer d'autres au moins aussi autorisées, que les indications de la cure radicale chez les enfants ne sont pas toujours très précises.

Il est certain que dans les premières années un certain nombre de hernies inguinales guérissent par le simple port d'un bandage. Mais pourquoi attendre d'un appareil longtemps appliqué et souvent incommode une guérison qui se fera parfois trop attendre. Pour nous, qui regardons la cure radicale bien faite comme une opération inoffensive, nous n'hésitons pas à dire que chez l'enfant l'opération s'impose.

L'enfant pour croître et acquérir son développement dans d'excellentes conditions a besoin de mouvement, de fatigue. Ses jeux sont non seulement bruyants, mais ils exigent parfois de grands efforts musculaires. Or le jeune sujet atteint de hernie est assujetti au véritable esclavage du bandage, et de plus astreint à une surveillance continuelle. Le bandage se déplace dans les jeux, et alors, loin de concourir au but qu'il doit produire, il peut devenir un instrument dangereux.

Enfin l'enfant n'est pas à l'abri des accidents d'étranglement qui peuvent chez lui acquérir une gravité exceptionnelle.

Nous avons été témoin nous-même d'un fait de ce genre utile à signaler.

Il y a quelques mois, un jour que nous étions de garde à la Charité, on mène vers les 5 heures du soir un enfant présentant tous les signes de l'occlusion intestinale. Un examen attentif nous faisait reconnaître un étranglement herniaire, une opération immédiate s'impose.

M. Nové-Josserand, chirurgien des hôpitaux, intervient quelques instants après et, bien que l'étranglement se fût produit seulement sept heures auparavant, l'anse intestinale était déjà sphacélée. Il fallut la réséquer et employer le bouton de Murphy.

Hâtons-nous d'ajouter que les suites opératoires furent excellentes et que le petit malade sortit peu de jours après parfaitement guéri.

Donc, on doit faire la cure radicale chez l'enfant, si ce n'est pas uniquement pour éviter des accidents rares, mais possibles, que ce soit au moins pour laisser la liberté de ses jeux à un âge dont la vie destinée à se passer au grand air peut se résumer dans ces deux mots : *activité* et *mouvement*.

Ces réflexions, que nous énonçons ici en quelques mots, nous avons pu les faire à loisir pendant les deux semestres que nous avons passés soit comme *externe*, soit surtout comme *interne* dans le service du Dr Vincent, professeur agrégé et chirurgien-major de la Charité.

Les nombreuses opérations toutes suivies de succès qui ont été pratiquées sous nos yeux ont éclairé notre opinion et à la vue de l'innocuité de la cure radicale bien faite, nous n'hésitons pas à préférer l'intervention sanglante à n'importe quel bandage. C'est, je crois aussi, l'opinion de notre maître. Ce doit être, ce nous semble, l'opinion de tout opérateur qui, pratiquant avec soin les règles que l'autopsie lui impose, n'a plus à redouter les accidents autrefois redoutables de l'ouverture de la cavité abdominale.

Au reste, pour ceux qui croiraient que l'opinion que nous avançons est uniquement mise en avant pour les besoins de notre cause, les nombreuses observations que nous publions parlent assez haut pour la défendre.

Nous n'avons observé aucun accident sérieux, aucun trouble consécutif à la cure radicale qui ait pu nous faire changer d'avis.

Quant aux nombreux procédés employés pour arriver à un bon résultat, ce n'est pas à nous de les juger.

L'étude comparative des résultats qu'ils donnent serait certes intéressante, mais nous ne pouvons l'aborder sans être entraîné trop loin.

Disons seulement que M. le Dr Vincent, depuis de nombreuses années, a adopté une manière de faire qui nous paraît excellente. C'est l'étude du *procédé* qu'il emploie, *manuel opératoire* et *résultats* que nous étudions dans ce présent travail.

Nous ne prétendons pas, *comme d'autres* le font, que notre procédé soit le seul bon, le seul utile, loin de là. Nombreux sont les chirurgiens qui, en suivant des conduites diverses, arrivent à de nombreux succès. LUCAS CHAMPIONNIÈRE, BASSINI, BARKER, BERGER, BROCA, DUPLAY ET CAZIN, FAURE, etc., ont eu raison de nombreuses hernies rebelles au bandage et en agissant de manières différentes.

Nous disons simplement : le procédé de Vincent est bon, excellent même, et il nous a semblé utile de le faire connaître.

Enfin, pour terminer ces données générales, ces indications si succinctes, nous voulons dire un mot sur l'âge auquel nous pensons qu'il convient d'opérer. Ce n'est pas tant de dire il faut opérer, il faut savoir quand il convient d'opérer.

Nous ne reviendrons pas sur les diverses opinions émises à ce sujet et que nous avons déjà signalées quand nous discutions l'opportunité de l'intervention ; nous émettons simplement notre avis qui est celui de notre maître, sous la forme suivante :

A part les cas où le chirurgien doit intervenir quel que soit l'âge dans les cas urgents, nous jugeons toute méthode sanglante inutile, dangereuse même avant deux ans.

Au reste, ceci vient à l'appui de notre thèse, nous voulons voir opérer l'enfant pour lui laisser toute liberté d'allure. Or, avant deux ans sa marche est encore incertaine, ses jeux ne sont pas violents et il est sans cesse soumis à une surveillance pleine de sollicitude.

Telles sont les vues générales que nous désirions insérer en tête de ces pages. Elles ne diront peut-être rien de nouveau à quelques-uns, mais elles rappellent des données sur lesquelles l'attention passe parfois trop facilement.

En résumé, d'après l'opinion que nous avons pu nous faire, *on doit toujours opérer l'enfant, mais à moins de complications, l'intervention semble prématurée avant l'âge de deux ans*[1].

[1] Avant de quitter ce qui a trait aux indications de la cure radicale, il nous paraît intéressant de rappeler l'opinion de M. Lucas Championnière sur le rôle de la graisse dans les hernies et les conclusions qu'il en tire à propos de l'opportunité de l'intervention. (Communication à l'Académie de médecine, et *Journal de médecine*, 10 septembre 1896.)

« On doit certainement, dit-il, considérer l'amaigrissement brusque comme une condition favorable à la formation des hernies. Mais chez les sujets jeunes, la genèse des hernies peut être essentiellement différente. On peut constater, en effet, que le développement de la hernie est en relation certaine avec le développement de l'obésité. Ainsi, chez un sujet jeune qui a engraissé rapidement, il faut toujours examiner les anneaux pour voir s'il n'y a pas de hernie. »

... Il décrit ensuite le mécanisme de la formation de la hernie chez les obèses et dit que ce phénomène est surtout observé chez les jeunes sujets de quinze à trente ans.

De tout cela, on peut tirer des résultats précieux au point de vue de l'opération elle-même, et c'est ce point que nous désirons faire ressortir. La présence de la graisse favorisant l'éventration, il faudra un traitement préparatoire, c'est-à-dire un régime bien conduit pour diminuer la surcharge graisseuse. Un amaigrissement bien dirigé peut quelquefois être d'une certaine ressource dans la thérapeutique des hernies. Il sera donc nécessaire de le provoquer avant d'entreprendre la cure radicale.

CHAPITRE PREMIER

HISTORIQUE

Avant d'arriver à l'étude des procédés que nous désirons décrire, nous nous demandons si quelques mots sur l'historique du traitement des hernies, de l'inguinale en particulier, ne seraient pas bien placés ici. Ce coup d'œil rétrospectif nous permettrait d'assister aux luttes des chirurgiens anciens et modernes, luttes trop souvent rendues ingrates par les insuccès, mais qui ont préparé le triomphe de la chirurgie actuelle sur certaines lésions qui jadis étaient souvent un brevet d'infirmité.

Malheureusement des plumes plus autorisées ou tout au moins aussi autorisées que la nôtre ont, à plusieurs reprises, abordé cette question.

La thèse de Segond, parue en 1883, a détaillé avec beaucoup de soins l'historique de la cure radicale.

Plus récemment, en 1895, *la thèse d'*Agier, inspirée par M. Jaboulay, et surtout *la thèse de* Nalpasse, soutenue à Paris, en 1899, ont complété cette question qui, maintenant, paraît être bien connue.

Aussi, renvoyant à ces intéressantes monographies le lecteur désireux de plus amples détails historiques, nous nous contenterons d'esquisser à grands traits cette importante partie de l'histoire de la médecine, embrassant ainsi, comme d'un seul coup d'œil, les recherches scientifiques qui ont préparé nos découvertes actuelles.

Celse, auquel nous remontons d'abord, avait imaginé un procédé de cure radicale de la hernie inguinale. Laissant le bandage aux gens âgés et débiles, il s'efforçait de guérir complètement la hernie des jeunes sujets. Pour cela, après avoir réduit la tumeur, il saisissait la peau du scrotum avec le sac herniaire et faisait une ligature serrée. Tout ce qui se trouvait au-dessous du lieu s'éliminait par gangrène.

Paul d'Egine au VIIe siècle, un des plus illustres représentants de l'école d'Alexandrie, sectionnait à la fois le cordon et le sac.

Les VIIIe, IXe, X^e, XIe, XIIe, XIIIe et XIVe siècles firent, eux aussi, le plus grand honneur à la cure radicale par opération. L'école arabe la propagea en Italie, en Espagne et en France.

Malheureusement, vers le XVe siècle, la chirurgie tout entière devint l'apanage des empiriques. Toute donnée scientifique était le plus souvent bannie de leurs manipulations maladroites et ceux qui se confiaient à eux en revenaient ordinairement indignement mutilés.

Un nom cependant mérite d'être cité et retenu, car il redonne un peu d'éclat à l'étrange chirurgie de cette époque, c'est celui de Guy de Chauliac qui, plus consciencieux et plus prudent, n'intervenait qu'après insuccès des emplâtres et bandages et laissait les gens malingres et âgés « vivre avec leur clochement ».

Béraud Mathis inventa peu après le « point doré », suture mal serrée, pratiquée avec un fil d'or abandonné dans la plaie et qui entourait à la fois le cordon et le sac, avec la prétention de ne pas léser le premier. Il trouva du reste peu d'imitateurs.

C'est alors (XVIe siècle) qu'en face des dangers redoutables créés par l'opération sanglante, des protestations surgissent de tous côtés. Les chirurgiens tels que Franco, Ambroise Paré, Fabrice d'Acquapendente revinrent aux bandages tout en s'efforçant de les perfectionner.

Si parfois ils recouraient à l'opération, du moins faisaient-ils tous leurs efforts pour respecter le testicule. C'est à cette époque que Franco fit la première opération de hernie étranglée. Depuis ce temps plusieurs ont cherché à revenir à l'intervention chirurgicale, mais leurs efforts sont restés souvent sans écho.

Des méthodes moins dangereuses que les méthodes anciennes, mais généralement insuffisantes, ont été pourtant proposées à diverses époques. Nous nous contenterons de les énumérer.

Les unes se proposent d'amener l'obturation du trajet inguinal à l'aide d'un bouchon organique.

Ces méthodes dérivent plus ou moins de celle de l'invagination proposée par Gerdy.

Dans ce procédé, on refoule avec le doigt introduit profondément dans le canal inguinal la peau du scrotum. On la maintient dans cette situation à l'aide d'une anse de fil passée au fond du cul-de-sac cutané et dont les deux chefs, très rapprochés l'un de l'autre, sont fixés à la peau de l'abdomen au niveau de l'anneau interne du canal. Leroy et Wutzer, d'où le nom de procédé de Wutzer, eurent recours à des instruments rigides qui portaient généralement à leur extrémité profonde des pointes destinées à pratiquer la transfixion des parties.

Wood, qui a également laissé son nom à son procédé, faisait une petite incision à la peau, incision qui lui permettait de pratiquer l'invagination du sac et de passer une anse de fil destinée à obtenir la constriction et la fermeture de l'orifice herniaire. Wood prétend n'avoir jamais eu de mortalité par ce procédé, ce qui peut étonner puisqu'il agissait avant la méthode antiseptique.

Sotteau et de Roubaix pratiquaient eux aussi l'invagination, mais ils pratiquaient le rapprochement par compression des bords de l'orifice herniaire.

— D'autres procédés cherchent à obtenir l'oblitération du trajet de la hernie par un processus inflammatoire adhésif ou cicatriciel.

Citons les injections iodées de Velpeau, l'acupuncture de Bonnet, les scarifications de Guérin, le séton de Mosner, les injections péri-herniaires de liquides irritants ou de substances caustiques.

L'alcool à 70 ou 80 pour 100 est employée par Schwalbe.

Heaten et Warren se sont servis d'extrait aqueux d'écorce de chêne. Luton employait une solution saturée de sel marin ; Valette le canquoin, etc., etc.

Enfin, plus près de nous, mais nous empiétons sur la période contemporaine, Lannelongue dit avoir obtenu d'excellents résultats avec le Zn Cl, nous y reviendrons plus loin.

Cette succession de méthodes et de procédés parfois étranges nous a montré que ce que les anciens voulaient éviter à tout prix, c'était l'*ouverture du péritoine*, trop souvent suivie d'accidents infectieux mortels. Aujourd'hui ce danger n'existe plus pour celui qui, soucieux de son art, se conforme rigoureusement aux exigences de la méthode antiseptique.

La chirurgie abdominale est devenue plus audacieuse et la cure radicale est devenue une opération courante et la plupart du temps inoffensive.

CHAPITRE II

LA CURE RADICALE DE NOS JOURS

Nous n'avons pas l'intention de décrire les procédés multiples employés à l'heure actuelle, nous sortirions du cadre restreint que nous nous sommes tracé. Nous voulons simplement, sous forme de *tableau succinct*, indiquer au lecteur ceux de nos contemporains dont le nom se rattache à la cure radicale et le principe de leur méthode.

La thèse si documentée d'*Agier*, inspirée par M. Jaboulay en 1895, nous fournira le cadre de ce tableau ; nous y ajouterons de plus les procédés plus récents ou les modifications nouvelles.

Ceci fait, nous choisirons dans ce court aperçu les méthodes qui, par un point quelconque, se rapprochent de celle dont nous faisons l'étude, nous les développerons quelque peu afin de faciliter la comparaison que nous nous proposons de faire ensuite.

§ I. — TABLEAU DES DIVERS PROCÉDÉS EMPLOYÉS A NOTRE ÉPOQUE

Principe de chaque méthode

A. Méthodes directes.

L'intervention a pour siège la région de la hernie elle-même.

I. MÉTHODES DE LIBÉRATION DU SAC AVEC EXCISION

Le but est de débarrasser le canal inguinal du sac herniaire et de l'exciser ensuite. Pour arriver à cette fin, *les uns* respectent le canal inguinal, *d'autres* le sectionnent pour faire une opération plus complète, *d'autres* enfin, dans le but de consolider la paroi, s'efforcent de n'obtenir qu'une réunion *per secundam*.

a) *Procédés qui respectent le canal.*

DANIEL MOLLIÈRE découvrait le sac, le libérait et le liait à l'aide d'un tube de caoutchouc serré par un morceau de plomb écrasé. Il excisait la portion du sac située au-dessus de la ligature.

MITCHELL BANKS (*Brit. med. Journ.*, 1893) lie le sac, l'excise et rapproche les piliers par quelques sutures.

FÉLIZET (*Cure radicale des hernies chez les enfants*, 1891) dissèque le sac au moyen d'un ballon de caoutchouc rouge introduit par une boutonnière dans son intérieur. Il suture ensuite les piliers, après avoir lié et excisé le collet du sac.

b) *Procédés qui sectionnent le canal.*

LUCAS CHAMPIONNIÈRE *(Cure radicale des hernies,* 1892) incise le canal en fendant la paroi sur hauteur, prolongeant parfois l'incision jusqu'au delà de l'anneau profond pour mieux agir sur le contenu ; ensuite dissection, ligature et excision du sac. La paroi est formée par des fils en U.

BASSINI *(Arch. e atti della Soc. ital. di chir.,* 1887) fend également l'aponévrose du grand oblique, il dissèque le sac, le lie et le sectionne. Puis il *refait la paroi postérieure.* Pour cela, il dégage et mobilise la masse musculo-aponévrotique formée par les muscles petit oblique, transverse et le « fascia transversalis ». Il la suture ensuite au bord interne de l'arcade de Fallope.

FOURNEL *(Cure radicale de la hernie inguinale,* Paris, 1900) modifie le Bassini en suturant au bord postérieur de l'arcade de Fallope toute l'épaisseur de la paroi abdominale, transverse, petit oblique, et grand oblique. Le cordon est soulevé en avant. La paroi antérieure est formée par un volet provenant de la portion de l'aponévrose du grand oblique située au-dessous de l'incision faite à cette même aponévrose.

MUGUAI *(Riforma medica,* 1891) et AQUILAR de Buenos-Ayres suppriment l'orifice inguinal profond. Ils refoulent le cordon entre le « fascia transversalis» et le péritoine et suturent en avant de lui à l'arcade de Fallope toutes les couches musculo-aponévrotiques.

FERRARI *(Arch. della Soc. ital. di Chir.,* 1891) fait

le Bassini, mais, de plus, il resserre l'anneau profond par une suture.

POLLOSSON (*Lyon méd.*, 1893) suture le pilier supéro-interne à la partie externe de l'orifice profond.

POSTEMPSKI (*Arch. e Atti della Soc. ital. di chir.*, 1890) dissèque les plans comme Bassini, puis il les suture tous à l'arcade de Fallope en faisant passer le cordon en avant d'eux sous les téguments.

CUCCIOPOLI, agit également comme Bassini, mais pour supprimer le trajet inguinal, il soulève le testicule et le cordon et les fait passer d'arrière en avant à travers une incision pratiquée dans la ligne blanche. Le testicule est ensuite replacé dans le scrotum.

HALSTED ne refait pas la paroi postérieure, il se contente de faire passer le cordon entre l'aponévrose du grand oblique et la peau. Il suture seulement l'aponévrose du grand oblique à l'arcade de Fallope.

BROCA ET JALAGUIER (thèse de Bonnet, Paris, 1897) se comportent à peu près de la même façon que Muguai. Après incision de la paroi, isolement et ligature du sac, ils suturent en avant du cordon toute l'épaisseur de la paroi musculo-aponévrotique.

BERGER (thèse de Nalpasse, Paris, 1899), après ouverture large de la paroi antérieure du canal inguinal, refait complètement la paroi postérieure en attirant le tendon conjoint et même le muscle grand droit.

Kelly (*New-York surgical Society*, 1891), pour renforcer la paroi et éviter l'éventration, incise les divers plans musculo-aponévrotiques à des hauteurs différentes.

c) *Procédés qui recherchent la réunion « per secundam ».*

Quelques chirurgiens, au lieu de rechercher la réunion *per primam* comme la plupart, pensent avoir une cicatrice plus solide en s'opposant à la fermeture trop rapide de la plaie.

Théophile Auger (*Soc. chir.*, 1887), après avoir extirpé le sac, s'opposait à la réunion par première intention en faisant suppurer la plaie.

Mac Burney pratique aussi la réunion *per secundam* mais d'une façon différente. Après l'extirpation du sac, les deux lèvres de la peau sont liées, l'inférieure à l'arcade crurale, la supérieure au tendon conjoint. Une mèche de gaze est interposée entre les deux lèvres.

Markoe (*New-York surgical Society*, 1888) interpose également un tampon de gaze entre les lèvres de la plaie.

II. Méthodes de libération du sac avec conservation complète ou partielle de celui-ci

Les diverses méthodes que nous allons signaler libèrent le sac et le dissèquent aussi soigneusement ; mais, au lieu de le sectionner, elles cherchent à l'utiliser pour renforcer la paroi adominale.

a) *Le sac est fixé entre les parois du canal.*

DUPLAY ET CAZIN (thèse de Payot, Paris, 1897), après l'incision, la dissection et la libération du sac, l'attirent en dehors et font un premier nœud avec la totalité du sac. Ils font un deuxième et même un troisième nœud si le sac est assez long. Ils fendent ensuite le reste et nouent ensemble les deux chefs ainsi obtenus. Ils suppriment les fils perdus en comprenant dans la réunion toutes les parties molles.

S'il faut refaire la paroi postérieure, ils font parfois la suture avec la portion terminale du sac réduite en fines lanières, de façon à pouvoir l'enfiler à une aiguille.

FAURE (*Presse médicale*, 1898) emploie aussi les deux moitiés du sac pour suturer les bords de l'éventration.

DEFONTAINE, du Creusot (thèse de Faucompré, Lyon, 1899), ne place que des fils temporaires qui puissent être enlevés après quelques jours. L'originalité consiste dans la ligature du sac avec les fils temporaires.

JONNESCO est également partisan des fils temporaires.

BRYANT après avoir libéré le sac l'entrelace ensuite avec les piliers de l'anneau superficiel pour renforcer la région.

BALL (*Brit. med. Journal*, 1887), après avoir libéré le sac, saisit le collet avec une pince et en fait la torsion par plusieurs tours, un fil de catgut étreint le sac tordu. Des fils tordus traversant les téguments, les piliers et le sac sont noués en avant.

KOCHER saisit le sac avec une pince, et l'attire en dehors par un trou fait à l'aponévrose du grand oblique en face de l'anneau inguinal profond. Il en pratique également la torsion.

VINCENT se sert également du sac, il le libère, puis, le fendant en deux lanières, *il le tresse*. Le bouchon ainsi formé est maintenu dans le trajet du canal par des sutures qui prennent tous les plans sectionnés et le sac.

On termine par une suture soignée des piliers. Ce procédé cherche également à supprimer les fils perdus.

b) *Le sac est fixé non plus entre les parois du canal, mais sur la face interne des parois abdominales.*

BARKER (*Brit. med. Journal*, 1887) lie le collet du sac avec un long fil dont on conserve les deux bouts. On sectionne la portion du sac située au-dessous de la ligature. Les deux fils sont passés l'un à travers le bord supérieur, l'autre à travers le bord inférieur de l'anneau inguinal profond. En les attirant, ils entraînent alors du côté du péritoine le collet du sac et, en les serrant, on ferme l'anneau profond.

BAXTER (*Ann. of Surgery*, 1898), après avoir libéré le sac, l'engage au-dessus de l'anneau profond. Il le fixe dans cette position par des sutures profondes qui comprennent, d'arrière en avant, toute l'épaissrur des tissus, le péritoine et les parois abdominales.

Bennett (*The Lancet*, 1891) se conduit comme Barker, mais il pratique de plus l'invagination du sac.

Kingscote (*Brit. med. Journ.*, 1890) fait avec le sac, au niveau de l'anneau profond, une masse bombée mais lisse et plane.

Laguaite (*Lyon méd.*, juillet 1897) fait d'abord une incision au niveau du sac et on traite le contenu. Il fait une autre incision à la paroi abdominale indépendante de la première en face de l'orifice interne du canal. Il lie à ce niveau l'infundibulum péritonéal et oblitère l'orifice interne.

Le sac qui est laissé en place est drainé par en bas.

Mac Even (*Ann. of Surgery*, 1886) forme une sorte de tampon avec la totalité du sac. Il fixe sur le fond de celui-ci une suture, de telle façon que lorsqu'on tire sur le fil le sac se pelotonne sur lui-même à la façon d'un rideau. Le bout de ce fil traverse le canal et perfore la paroi abdominale antérieure à 2 centimètres au-dessus de l'anneau profond, de façon à faire pelotonner le sac en arrière de l'orifice interne du canal.

Bischop (*Brit. med. Journ.*, 1890) a modifié seulement le tampon de Mac Even. Le fil est passé le long de chaque paroi du sac de manière que, par traction, il agisse comme le cordon d'une bourse.

Phelps (*New-York med. Journ.*, 1894), a pour principe de pratiquer toujours l'inversion du sac dans la cavité abdominale.

III. MÉTHODES QUI NE LIBÈRENT PAS LE SAC

La séparation du sac d'avec les parties voisines est considérée comme peu importante et le canal inguinal garde des adhérences avec le feuillet séreux.

STOKES laissait le sac herniaire en place, le fermant simplement au niveau de sa communication avec la grande cavité péritonéale. La suture des orifices inguinaux complétait l'opération.

CZERNY faisait une ouverture au sac et pratiquait la suture extérieure du collet ; il suturait les piliers.

SOCIN et BUCHANAN (*Brit. med. Journ.*, 1879) agissaient à peu près de même, mais après la suture du collet, ils séparaient le sac en deux moitiés, la supérieure qui était refoulée jusqu'à l'anneau profond, l'inférieure qui était laissée en place et servait de vaginale au testicule.

JULLIARD (de Genève) conservait également le sac, il faisait seulement la suture en pique, c'est-à-dire le capitonage de ses parois.

GOODWIN (*New-York med. Journ.*, 1874) résèque la portion exubérante du sac et ne fait qu'un seul plan de sutures en capiton le long du cordon.

LEONTE (de Bucharest) (*Congrès de chir.*, 1888) et WOLFLER oblitèrent le collet qu'ils séparent et isolent à la façon de Czerny, puis ils recherchent l'occlusion du reste du sac, le premier par le raclage de sa surface interne à l'aide d'une curette, le second par la cautérisation au thermocautère.

Bottini (*Riforma medica*, 1891) se préoccupe peu du sac, il ne l'enlève ou ne l'excise que s'il est volumineux. Pour lui le temps capital est la fermeture de l'anneau profond.

Garengeot imité par Riesel, chirurgien allemand, utilise la propriété des séreuses de former des adhérences sous l'influence des irritations.

Il sépare le sac du cordon sans l'ouvrir et refoule aussi loin que possible son fond dans le collet, il le fixe dans cette position au moyen de fils de catgut qui le traversent de part en part. Garengeot pense que la petite quantité d'acide phénique qui imbibe le catgut suffira pour déterminer une inflammation adhésive.

Jaboulay (Bérard), (*Prov. méd.*, 13 mars 1895, du retournement du canal péritonéo-vaginal dans la cure radicale des hernies inguinales congénitales et de certaines hydrocèles) eut l'idée, en 1893, de supprimer le canal péritonéo-vaginal sans le disséquer par le seul retournement des feuillets fibro-séreux autour du testicule ou du cordon.

B. Méthodes autoplastiques.

Elles ont pour but, dans le cas d'éventration ou de faiblesse trop grande de la paroi, de suppléer les parois abdominales par des emprunts de tissus organiques faits soit à l'individu lui-même soit à une espèce animale.

Poullet (de Lyon) *(Arch. prov. de chir.*, 1894) s'efforce d'atteindre ce but au moyen d'une autoplastie tendineuse. Il dissèque à cet effet un lambeau fibro-périostique situé au niveau du tendon d'insertion de l'adducteur. Ce lambeau relevé contre l'orifice externe du canal inguinal et insinué sous le cordon est suturé aux piliers.

Ce procédé est imité de :

Jamesson et de Langenbeck (1874).

Kraske emploie également un lambeau ostéo-périostique emprunté à l'épine du pubis et à son voisinage.

Thiriar, Trendelenburg emploient des plaques d'os décalcifié.

C. Méthodes abdominales et indirectes.

Lawson Tait *(Brit. med. Journ.*, 1883).

Annandale *(Soc. méd. chir. d'Edimburg*, 1878) ont traité la hernie par une laparotomie médiane.

Ward, Maunsell, Harry, Lupten adoptent également la laparotomie médiane.

Dans le groupe des *méthodes indirectes*, on peut ajouter :

Luton faisait des injections péri-herniaires de liquides irritants.

Lannelongue (thèse de de Combes, Paris, 1895) et *(Acad. méd.* et *Gaz. hôp.* 1897) faisait des injections de ZnCl autour du sac vidé de son contenu.

Nimier a repris le même procédé chez les adultes.

Omer-Chefki *(Lyon méd.*, 1893) a employé le procédé du seton ou du pois chiche qu'on enfonce dans des scarifications faites sur les téguments de la hernie. Il se produirait une irritation inflammatoire et une cicatrice solide.

§ II. DESCRIPTION DES QUELQUES PROCÉDÉS AYANT LE PLUS D'ANALOGIE AVEC LE MANUEL OPÉRATOIRE SUIVI PAR LE Dr VINCENT

Si nous jetons les yeux sur le tableau qui fait l'objet du paragraphe précédent, nous pouvons voir que le *procédé de Vincent* trouve sa place naturelle au milieu de ceux qui, conservant le sac en totalité ou en partie, le fixent, après l'avoir traité de diverses manières, entre les parois mêmes du canal inguinal.

Ce sont donc ces méthodes-là seules qui nous occuperont maintenant.

Ces indications succinctes sur les autres procédés, tels que ceux de Lucas Championnière, Bassini, Félizet, Berger, Broca, Jaboulay et autres ont fait suffisamment comprendre le principe qui les anime. Inutile de les détailler, car leurs points de comparaison avec le procédé que nous décrivons sont pour ainsi dire nuls. Quelques-uns d'entre eux s'en rapprochent seulement par la suture des piliers, qu'il nous suffise de le signaler simplement.

Il n'en est pas de même des procédés qui renforcent la paroi en fixant le sac plus ou moins modifié entre les parois du canal. Mais ici encore quelques-uns nous paraissent inutiles à décrire.

Tels sont ceux par exemple de Kocher et de Bryant : le premier attirant le sac tordu au dehors à travers un orifice pratiqué à la paroi abdominale, l'autre l'entrecroisant avec les piliers de l'orifice externe. Les divergences avec procédé de Vincent sont assez grandes à première vue pour qu'il soit inutile d'y insister davantage.

Nous retiendrons seulement pour les détailler avec plus de soin *deux procédés :*

Celui de Ball *et celui de* MM. Duplay et Cazin.

Procédé de Ball.

Premier Temps. — Incision de la peau et des couches superficielles jusqu'au sac.

2e Temps. — Le sac est isolé avec soin des tissus environnants et cela d'une manière complète en s'aidant des ciseaux et des doigts. S'il s'agit de hernie congénitale, Ball sectionne le sac en travers un peu au-dessous de l'anneau superficiel, laissant à elle-même la portion inférieure du sac et traitant la portion supérieure comme le sac d'une hernie acquise.

La dissection est alors poursuivie dans le canal jusqu'à l'anneau profond et même un peu au delà dans la cavité abdominale.

3e Temps. — On s'assure ensuite que le sac est vide. Ball fait parfois la réduction du contenu sans ouvrir le sac, mais d'autres fois il l'ouvre pour en traiter convenablement le contenu. Le collet est alors saisi avec une pince à longs mors, et, au moyen de celle-ci, le sac est tordu graduellement.

Ordinairement quatre à cinq tours de torsion suffisent, mais on doit se laisser guider surtout dans cette manœuvre par les conditions de minceur du sac. On la continue jusqu'à ce que l'on éprouve de la résistance et qu'il y ait imminence de rupture.

La torsion faite, on passe la pince à un aide qui doit maintenir cette torsion.

Un fort fil de catgut est alors passé autour du sac tordu, aussi haut que possible, lié fortement, et les bouts sectionnés.

4e Temps. — On passe ensuite un fort fil de soie aseptique à travers la peau à 1 pouce environ du bord externe de l'incision, on lui fait traverser le pilier externe de l'anneau, le sac tordu au-devant de la ligature, le pilier interne et le bord opposé de l'incision. On passe deux de ces sutures qui ont pour but d'empêcher le sac de se détordre.

La plaie est fermée par ces deux sutures qui sont fixées à des plaques de plomb placées à la surface de la peau.

Un drain est placé dans le scrotum.

S'il est nécessaire, on applique deux ou trois points de suture pour avoir un affrontement plus complet des lèvres de la plaie.

5e Temps. — Pansement antiseptique maintenu par un double spica fait avec des bandes silicatées.

Procédé de Duplay et Cazin.

Ce procédé est actuellement des mieux connus.

MM. Duplay et Cazin l'ont décrit longuement dans une monographie spéciale, et il a fait le sujet de nombreuses thèses. Citons celle de Payot (Paris, 1897) et plus près de nous celle de FAUCOMPRÉ (Lyon, 1899). Ce dernier travail, inspiré par M. Siraud, professeur agrégé à la Faculté, relate plusieurs résultats brillants qu'il a obtenus en suivant cette méthode. Ce procédé, qui a été également adopté par FAURE, peut être décrit comme il suit :

PREMIER TEMPS. — Incision des téguments et recherche du sac, que l'on ouvre avec précaution.

2e TEMPS. — S'il y a lieu, traitement de l'épiploon, que l'on résèque après ligature au catgut ou à la soie. Réduction de l'intestin.

3e TEMPS. — Traitement du sac. On le dissèque avec grand soin et le plus haut possible.

Alors un aide saisit le sac à sa base, le maintient tendu et l'attire fortement au dehors en évitant cependant une traction capable de provoquer des déchirures.

A ce moment, un premier nœud est fait avec la totalité du sac. La boucle est remontée très haut, puis serrée au ras de l'orifice interne. Cette manœuvre très importante a pour double but de détruire l'infundibulum péritonéal et de permettre, en laissant plus de longueur au sac, de faire un ou plusieurs nœuds successifs.

Pour plus de sûreté, quand le sac présente une longueur suffisante, on fait un deuxième nœud et même un troisième au-dessous du premier, puis on fend en deux le reste du sac dans toute sa largeur et on noue ensemble plusieurs fois les deux chefs ainsi obtenus.

Par surcroît de précaution, on peut encore passer chacun des deux chefs dans l'autre préalablement fendu, de façon à s'opposer à tout glissement. Si les deux chefs de la section longitudinale ont une longueur suffisante, on peut encore répéter cette manœuvre deux ou trois fois de suite. Quand le sac est court, on peut se contenter de faire un seul nœud avec la totalité du sac ; dans ce cas, on arrêtera le nœud comme il a été indiqué en fendant longitudinalement le sac en deux parties qui seront ensuite nouées une ou deux fois.

Si le sac se déchire par hasard pendant la dissection, il faudra faire remonter le nœud au-dessus de la déchirure.

Si le sac est court, la formation des nœuds se fera non avec les doigts, mais avec des pinces.

Lorsque le dernier nœud est achevé, il suffit de faire cesser la traction pour voir disparaître le sac entièrement en arrière de la paroi abdominale.

Après la réduction, les auteurs du procédé ont pu s'assurer chez leurs opérés que la base du peloton, qui doit correspondre à la cicatrice péritonéale, se trouvait toujours au moins à 3 ou 4 centimètres au-dessus de l'anneau inguinal profond.

4e Temps. — *Reconstitution de la paroi abdominale au niveau du trajet herniaire.* Ce temps se rapporte au principe de la suppression des fils perdus. On arrive à ce but en supprimant :

1° La ligature du sac comme cela a été indiqué ;

2° La suture ou rapprochement des piliers à l'aide de fils perdus ;

3° La ligature des vaisseaux ou la suture profonde des parties.

Pour cela, il faut considérer deux catégories de malades :

1° Ceux chez lesquels la paroi abdominale est assez résistante et où le trajet inguinal est suffisamment conservé pour qu'il ne soit pas nécessaire de reconstituer la partie postérieure ;

2° Ceux chez lesquels, au contraire, on se trouve en présence d'une paroi faible et d'un large anneau.

Ce deuxième cas ne se rencontre pour ainsi dire pas chez les enfants où la reconstitution de la paroi postérieure est le plus souvent inutile. Nous le décrirons cependant pour que le procédé soit connu complètement.

Dans le premier cas, si c'est un enfant, s'il s'agit de hernie congénitale, il est tout à fait inutile de recourir à des sutures profondes à fils perdus.

Il suffira, pour obtenir une solide cicatrice pariétale, de passer deux ou trois fils d'argent profonds, prenant solidement chacun des piliers et les rapprochant l'un de l'autre.

On complètera la réunion par quatre ou cinq fils comprenant toutes les parties molles.

Ces fils profonds seront retirés le huitième jour.

Dans le deuxième cas, où il n'existe plus de trajet inguinal et où ses deux orifices sont confondus en un large anneau unique, il est indispensable de reconstituer la paroi profonde du canal inguinal.

Pour cela, si le sac est suffisamment long, on le noue et on le réduit en deçà de l'orifice interne, puis, avec ces deux chefs fendus plusieurs fois dans le sens de leur longueur et que l'on fixe dans le chas d'une aiguille en guise de fil, on fait la suture profonde. Après avoir passé alternativement deux ou trois fois chacun des chefs sur chaque lèvre de la plaie pariétale profonde, comme dans une suture en lacets de bottine, on arrête la suture en nouant les deux bouts de la même façon qu'on arrête les nœuds du sac.

Ce procédé ne peut être encore apprécié, car il n'a pas encore fait suffisamment ses preuves.

Pour les artères, la torsion donne une hémostase suffisante. Cette méthode présenterait les avantages suivants : la destruction de l'infundibulum, la reconstitution de la paroi et enfin la suppression des fils capables de provoquer parfois des accidents de suppuration tardive.

Nous connaissons maintenant le principe de chaque méthode de cure radicale. Nous avons vu quelle place occupait dans le tableau le procédé employé par Vincent, nous avons fait connaître enfin les quelques procédés ayant quelques traits communs avec celui de notre maître. Nous pouvons maintenant développer avec quelque intérêt dans le chapitre suivant la description du *manuel opératoire* qui nous a inspiré l'idée de ce travail.

CHAPITRE III

PROCÉDÉS EMPLOYÉS PAR M. VINCENT

A. Hernie inguinale sans persistance du conduit vagino-péritonéal *(cas le plus fréquent).*

Le procédé que nous allons faire connaître dans son entier s'applique spécialement à la *hernie inguinale oblique externe,* celle qui refoule le péritoine dans la fossette la plus externe appelée aussi orifice ou anneau inguinal interne. C'est, en un mot, à la *hernie des enfants* que ce manuel opératoire s'adresse.

Une hernie inguinale étant diagnostiquée, comment doit-on se comporter? Disons d'abord que nous n'avons guère eu à constater que des pointes de hernie, des hernies interstiticlles, des hernies inguino-pubiennes, ce dernier mode même n'a été observé qu'assez rarement.

Au nombre des opérations préliminaires à l'intervention, nous attachons surtout une importance à deux points :

1° Pendant les deux jours qui précèdent la cure radicale, le sujet marche et court dans la salle afin que la pointe herniaire apparaisse bien dans le canal ou même en dehors, car c'est elle qui guide le plus sûrement sur le canal inguinal ;

2° On donne ensuite un lavement afin de débarrasser l'intestin malgré lui de ce qu'il peut contenir.

Ces détails préliminaires posés, nous abordons immédiatement l'étude du *manuel opératoire* proprement dit.

L'asepsie la plus rigoureuse est faite à l'eau savonneuse d'abord, au sublimé ensuite. Des tampons de coton sont alors imbibés d'éther et d'alcool et la région est vigoureusement frictionnée.

Des compresses aseptiques stérilisées et trempées dans une solution de sublimé chaud entourent le champ opératoire, ne laissant guère à découvert qu'un espace carré de 10 centimètres de côté environ.

Premier Temps. — *Incisions.* — On procède alors à l'incision; il serait mieux de dire aux incisions, car le bistouri n'est pas enfoncé franchement à l'aveuglette dans les téguments. Il y a là des organes importants qu'il convient de ménager et il vaut mieux préférer une incision plan par plan à une incision brutale.

Nous subdiviserons donc ce 1er temps en deux et nous envisagerons séparément :

a) L'incision de la peau ;

b) L'incision des plans sous-cutanés.

a) *Incision de la peau.* — A quel niveau se fait l'incision et quelles sont les précautions à prendre? Les photographies qui ont été faites après cicatrisation de la plaie indiquent, mieux que ne peut le faire une description même minutieuse, la place de cette incision.

Tantôt elle est franchement parallèle au pli inguino-

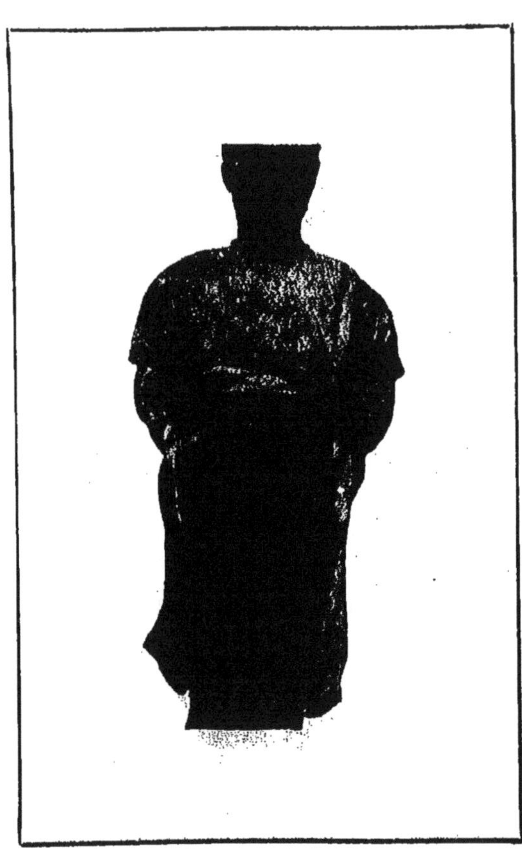

Fig. I. — Siège de l'incision dans la cure radicale et aspect de la cicatrice opératoire.

crural, tantôt elle forme avec ce dernier un angle aigu ouvert en regard du flanc correspondant. Longue de 5 à 6 centimètres environ, cette incision part en bas de la racine de la verge ou à une distance de 1 cm. 5 environ de cette dernière. Elle suit alors en le remontant le pli de l'aine à une distance de 1 à 2 centimètres suivant le cas et se termine en haut plus ou moins loin, suivant que la hernie est plus ou moins volumineuse. Pour pratiquer cette incision la main d'un aide est nécessaire au chirurgien. Cet aide placé en face de l'opérateur saisit de la main gauche le testicule et la verge qu'il tire vers la jambe du côté sain.

Cette traction qu'il exerce n'a pas seulement pour but de mettre à l'abri d'une échappée du bistouri les parties génitales, échappée toujours possible sur des téguments mobiles; mais elle a pour but essentiel, nous disons presque pour but unique de tendre le cordon, empêchant ainsi le testicule de remonter vers l'abdomen.

De plus, comme la peau de cette région est également très mobile sur les plans sous-jacents, le chirurgien lui-même de sa main gauche la tend en sens inverse de la traction exercée par l'aide. Il incise alors doucement le tégument cutané qui saigne généralement peu. C'est alors qu'apparaît le tissu cellulaire sous-cutané.

b) *Incision des plans sous-cutanés.* — Nous disions plus haut que ces plans sous-jacents devaient être incisés un à un. C'est là un point très important, car une incision trop brusque pourrait attirer de fâcheux mécomptes à l'opérateur. Dans la graisse sous-cutanée dont l'épaisseur varie de 2 à 6 millimètres suivant les enfants, c'est à peine si quelques veinules ou artérioles viennent donner du sang en nappe ; il y a donc peu à se préoccuper de l'hémostase. On arrive alors sur le fascia superficialis que l'on incise.

Il est alors facile de repérer les lèvres de l'incision de chaque plan au moyen de pinces hémostatiques. On tombe enfin sur le feuillet pariétal du péritoine qui vient former une gaine aux éléments du cordon. C'est le *sac herniaire*.

2e Temps. — Nous arrivons maintenant au *2e temps* qui est de la plus haute importance et qu'on peut aussi subdiviser comme il suit :

a) Reconnaissance du cordon et isolement de ses divers éléments ;

b) Libération soignée du sac herniaire.

a) *Reconnaissance du cordon et isolement de ses divers éléments.* — La plaie losangique béante devant nos yeux laisse apercevoir déjà par transparence une veine assez grosse d'un bleu ardoisé : c'est une veine spermatique antérieure. De plus, en palpant la région entre le pouce et l'index, on sent le canal déférent dur et qui fuit sous le doigt. Nous sommes donc bien en présence du cordon et il faut le ménager.

Pour ce faire on en détache avec soin les éléments des parties voisines, puis un aide les récline en haut et en dedans au moyen d'un écarteur de Farabeuf. Le chirurgien peut s'occuper alors du sac herniaire pour le libérer avec soin des parties voisines. A ce moment, l'aide cesse de récliner le cordon ; au contraire, il le maintient tendu par traction sur le testicule, ce qui facilite la dissection du sac.

b) *Libération soignée du sac herniaire.* — Disons tout d'abord que, si la hernie est volumineuse et qu'elle descende très bas dans le trajet inguinal, la reconnaissance du sac est aisée. Mais, si l'on est en présence d'une pointe herniaire seulement, ce qui est le cas le plus fréquent, le sac doit être cherché dans la partie supérieure de l'incision. A ce moment, parfois, des quintes de toux ou de fortes inspirations viennent aider le chirurgien dans ses investigations, mais il ne faut guère compter sur ces circonstances heureuses, et il ne faut s'en rapporter qu'à ses yeux et plus souvent encore à son toucher.

On a donc reconnu le sac et on a pratiqué l'isolement du cordon le mieux possible, la libération soignée du sac d'avec les parties voisines va donc compléter ce temps de l'opération.

Présentant parfois un aspect jaunâtre, la membrane externe du sac, très mince, n'en contracte pas moins de fortes adhérences avec les tissus voisins. Ce sont ces adhérences qu'il faut tout d'abord détruire avant de songer à rien autre. C'est, en effet, par le soin que l'on mettra à dénuder le pédicule le plus haut possible qu'on obtiendra tout à l'heure une facilité plus ou moins grande par la *torsion du pédicule*.

Il est préférable, pour éviter toute surprise, de dissocier le sac herniaire de ses attaches fibreuses voisines avec le doigt.

Voici comment M. le Dr Vincent procède habituellement.

Serrant avec une pince hémostatique le fond du sac herniaire, il l'attire doucement et par des tractions modérées au dehors des lèvres de la plaie. En même temps qu'il tire sur ce sac, de l'index gauche il le libère de ses adhérences et il pousse de cette dénudation aussi haut que possible dans le canal inguinal, cherchant même à franchir l'anneau inguinal interne.

Cette décortication du sac herniaire demande dans certains cas une grande patience, notamment dans les vieilles hernies où les adhérences ont eu le temps de se faire solides et nombreuses. Il semble même que le chirurgien n'avance pas et que le sac ne se laisse pas défaire de ses attaches fibreuses.

Nous insistons encore sur ce fait que, plus la dénudation du sac sera poussée haut, plus les chances de succès opératoires seront nombreuses.

C'est, en effet, le seul moyen de détruire l'infundibulum péritonéal, véritable amorce pour les récidives.

3° Temps. — *Traitement du sac et de son contenu.* — Comme un certain nombre de chirurgiens, M. Vincent *extirpe une portion* du sac, laissant seulement un pédicule plus ou moins long qui, au lieu d'être refoulé dans l'abdomen ou maintenu au niveau de l'orifice interne, est attiré au dehors et fixé entre les lèvres de l'incision. C'est pour cela que nous avons rangé ce procédé dans la catégorie de ceux qui « libèrent le sac et le conservent partiellement ou totalement pour le fixer entre les parois du canal inguinal ». Nous reviendrons sur ces particularités au moment de la discussion et nous poursuivons simplement la description du manuel opératoire.

Le sac bien reconnu, complètement dénudé, est attiré au dehors par une pince à mors plats. On pratique alors sur le fonds de ce sac, avec de fins ciseaux, une mouchoture longitudinale. Une fente à deux lèvres se trouve ainsi formée; chacune des lèvres est prise entre les mors d'une pince hémostatique pour en maintenir l'écartement. On introduit alors des ciseaux dans cette fente et l'on partage le sac suivant sa longueur en deux moitiés égales, formant deux languettes péritonéales, comme l'indique le schéma ci-contre. (Voir fig.)

Chacune de ces languettes se trouve prise à son extrémité par une pince hémostatique. C'est alors que se fait *la torsion.*

Prenant dans chacune de ses mains une des pinces, le chirurgien les croise plusieurs fois (4 à 6 fois) en tordant en même temps les languettes sur elles-mêmes. Cette torsion est comparable à celle qu'exercent les coiffeurs pour faire des nattes ou tresses de cheveux avec deux chefs. De plus, s'il s'était insinué dans le sac une portion d'intestin, elle se trouverait reportée en haut dans l'abdomen, refoulée qu'elle serait par la torsion. Alors, à l'aide d'une pince à forcipressure, le chirurgien enserre le pédicule ainsi formé et tordu et il applique une ligature serrée au-dessus de cette pince, c'est-à-dire entre la pince elle-même et l'abdomen.

Les deux chefs du fil qui ont servi à faire cette ligature ne sont pas coupés, mais bien attirés au dehors le plus possible et maintenus dans cette position par un aide.

On laisse alors maintenant le sac herniaire, ainsi traité, mais non encore extirpé, et on passe à un autre temps de l'opération, la recherche des piliers de l'orifice inguinal externe.

Auparavant nous devons dire la conduite suivie dans le procédé en présence d'une hernie de l'épiploon.

Cas d'épiplocèle ou d'entéro-épiplocèle. — L'épiploon quand il se présente est naturellement réséqué, pour cela, deux manières de faire qui sont l'une et l'autre employées par M. Vincent.

Ou bien, l'épiploon est réséqué *après ligature* et abandonné dans la cavité abdominale. La ligature est simple ou en chaîne, suivant l'épaisseur de la partie herniée.

Ou bien, et c'est là une autre manière de faire contre laquelle s'élèveront sans doute de nombreuses objections, le fil qui sert à faire la ligature de l'épiploon, au lieu d'être sectionné, est ramené entre les deux languettes du sac encore séparées, arrivant ainsi jusqu'à l'orifice externe et sortant même au dehors à travers l'incision cutanée. Le sac est ensuite tordu et tressé comme il a été dit plus haut.

Cette deuxième manière de traiter l'épiploon a l'avantage de ne pas laisser de fils perdus dans l'intérieur de l'abdomen, car, au bout de quelques jours, lors de l'ablation des fils, une simple traction suffit à le détacher et à l'attirer en dehors.

On objectera certainement que le fil ainsi attiré jusqu'au dehors applique l'épiploon contre l'orifice interne du canal inguinal, le forçant ainsi à contracter des adhérences avec la région. Mais n'est-ce pas là un moyen qui a été employé par quelques-uns pour obturer le trajet herniaire ? Nous savons aussi que ces adhérences ont été accusées de provoquer de multiples accidents (douleurs, étranglements, etc.), c'est possible, mais nous ne les avons pas observés chez les quelques malades traités de cette façon.

Enfin, on nous dira que le trajet du fil peut laisser une fistule incommodante. Nous répondrons que cette hypothèse ne s'est pas présentée, au contraire la légère irritation provoquée par lui ne peut que renforcer la cicatrice et assurer la fermeture du canal.

Ajoutons cependant que ce mode d'agir n'a pas nos préférences, et, bien que dans les quelques cas où il a été employé il n'ait pas donné de mécomptes à l'opérateur, l'excision pure et simple de l'épiploon après ligature et sa réduction dans la cavité abdominale nous semble plus pratique.

Disons enfin, pour terminer ce qui a trait à l'épiploon, que, quel que soit le procédé suivi, jamais le paquet épiploïque n'est sectionné à l'instrument tranchant, mais toujours avec le couteau du thermocautère Paquelin, au rouge sombre, pour faciliter et assurer l'hémostase.

4e Temps. — *Recherche et suture des piliers. Section du pédicule du sac.* — La recherche des piliers est relativement aisée et l'on arrive assez facilement à voir le pilier externe, en réclinant le cordon en haut et en dedans avec un écarteur de Farabœuf. Le pilier interne, situé de l'autre côté du cordon, demande une recherche quelque peu plus longue, car il est situé un peu plus profondément que l'externe. Chacun des deux piliers est pris dans les mors d'une pince hémostatique et attiré au dehors assez fortement.

Puis le pilier interne est rabattu sur le cordon, vers la partie inférieure de l'incision, tandis que le pilier externe est rabattu en sens inverse.

Les deux piliers sont donc entre-croisés en X, au-dessus du cordon. Ils sont maintenus rapprochés par une ou plusieurs anses de fils que l'on peut disposer de diverses façons, mais qui ont toutes pour but la suppression des fils perdus et la formation du nœud de fermeture à la surface des téguments.

Voici diverses manières employées indifféremment, pour la suture des deux piliers rapprochés provisoirement par les pinces.

a) L'aiguille armée d'un fil très solide passe à travers la lèvre externe de l'incision cutanée ; de là, elle va perforer le pilier interne, d'abord d'avant en arrière, puis d'arrière en avant ; l'aiguille est ensuite ramenée vers la lèvre externe de l'incision et les téguments sont traversés de nouveau, mais en sens inverse. Une première anse, destinée à attirer en dehors le pilier interne, est ainsi formée.

Pour faire l'autre anse qui attirera en dedans le pilier externe, on traverse d'abord la lèvre interne de l'incision cutanée, puis l'aiguille, conduite au-dessous du pilier externe, le perfore d'abord d'arrière en avant, puis d'avant en arrière et le fil est ensuite ramené, comme plus haut, à travers la lèvre interne des téguments.

Les anses, ainsi formées et serrées à la surface de la peau, rapprocheront forcément et feront même chevaucher les deux piliers l'un sur l'autre, fermant ainsi exactement l'orifice externe du canal inguinal. Le nœud se fait ordinairement sur une mèche de gaze interposée.

b) On peut encore, pour faciliter cette sorte d'entre-croisement des piliers, procéder de la façon suivante. L'anse par exemple, qui part de la lèvre cutanée externe, n'ira saisir le pilier interne qu'après avoir perforé le pilier externe et réciproquement pour celle du côté opposé. Mais la description minutieuse du trajet des fils nous semble inutile. Nous savons par expérience combien il est fastidieux de suivre par écrit cette course des aiguilles à travers les tissus. La suture la plus simple devient de suite incompréhensible. Aussi, pour éviter cet inconvénient, nous avons exécuté de simples schémas qui montrent aussitôt ce que nous voulons faire connaître au lecteur.

c) Enfin, on peut simplement rapprocher les deux piliers par une anse de fil qui les perfore l'un et l'autre ; le nœud se fait en avant, et, pour éviter encore que la suture soit perdue, ce qui reste du fil, au lieu d'être coupé, est ramené en bas pour ressortir après la suture des téguments à la partie inférieure de l'incision.

Mais cette dernière manière de faire est insuffisante, on ne doit l'employer que comme adjuvant, quand les anses de fil, placées comme il a été indiqué, paraissent ne pas maintenir avec assez de force le rapprochement des piliers.

Notons enfin que dans quelques cas M. Vincent s'est contenté d'un simple surget, fait avec un fil résistant, pour effectuer ce temps opératoire. L'aiguille va successivement du pilier interne au pilier externe.

C'est alors qu'on revient au pédicule ou mieux au

sac herniaire que nous avions laissé plus haut à dessein. On se souvient qu'il est resté entre les mains de l'aide qui le maintient au dehors en tirant sur les fils qui ont servi à faire la ligature. Ce pédicule ne sera pas réintégré dans l'abdomen, au contraire il restera dans le canal descendant même au delà de l'orifice externe. Néanmoins il est nécessaire d'en réséquer une partie.

En effet, toute la partie comprise entre la pince à forcipressure et l'extrémité libre du sac est destinée à être extirpée. On pourrait à la rigueur donner un coup de ciseau au-dessus de la pince qui enserre le sac et qui, elle aussi, est restée placée comme il a été indiqué plus haut, mais encore ici, il semble préférable d'assurer l'hémostase du sac tout en le sectionnant.

A cet effet, on emploiera, comme pour l'épiploon quand il se présente, la lame-couteau du thermo-cautère Paquelin chauffée modérément. On l'applique immédiatement au-dessus de la pince à forcipressure et au-dessous de la ligature.

On s'assure à ce moment que rien ne saigne et on passe au 5e temps de l'opération.

5e Temps. — *Sutures des incisions. Embrochement et fixation par ces mêmes sutures du pédicule sacculaire.* — Le cinquième et dernier temps n'est autre que la suture des lèvres de la plaie. On se contentera ici, pour éviter toujours l'emploi des fils perdus, de réunir les lèvres de la plaie, tant profondes que superficielles, par un seul plan de sutures. On commencera dans la partie supérieure de l'incision.

Avec une aiguille de Doyen, on embroche dans une même anse de fil la peau d'un côté, puis les plans sous-jacents et enfin le pédicule tressé du sac. Nous insistons à dessein sur ce mot pédicule du sac. On conduit de là l'aiguille vers l'autre lèvre de l'incision, on traverse en sens inverse les diverses couches et on ressort à travers la peau. Donc, ce qui reste du sac herniaire se trouve ainsi non seulement attiré au dehors, mais encore fixé dans cette position par la suture et enserré contre les deux lèvres réunies de l'incision cutanée.

Habituellement M. Vincent se contente de passer ainsi seulement deux fils. On continue en bas par une simple suture ordinaire, en ne laissant qu'un petit orifice pour le drainage à la partie inférieure de l'incision. Par cet orifice qui servira à placer un drain sortent également l'extrémité des fils qui enserrent le pédicule du sac, ceux qui ont servi à rapprocher les piliers, quand on emploie la troisième manière indiquée, parfois aussi l'extrémité des fils qui en enserrant l'épiploon ont, dans quelques cas, avons-nous dit, été attirés au dehors.

Bien que ces fils puissent servir au drainage, celui-ci peut être encore assuré par un tube de caoutchouc rouge de 4 à 5 millimètres de diamètre et de 10 à 12 centimètres de long. Il est placé parallèlement à la direction du cordon et fixé à la peau par un point de suture qui empêchera son glissement en dedans ou en dehors.

Pansement. — Soins consécutifs — Le pansement ne présente rien de bien particulier. Après un lavage au phénosalyle à 15/1000 ou au sublimé à 1/1000, on saupoudre la plaie d'iodoforme et on applique au-dessus de la gaze blanche, du coton boriqué. On fait alors un spica de l'aine avec une bande de tarlatane. Mais afin d'éviter que l'enfant ne fléchisse la cuisse sur le bassin, afin d'éviter que les malades assez jeunes et toujours turbulents n'introduisent les doigts sous leur pansement, afin aussi d'éviter les chocs et heurts qui pourraient se produire, on applique sur le pansement *une cuirasse plâtrée* pelvi-fémorale.

Ce plâtre, auquel M. Vincent attache une grande importance, long de 25 à 30 centimètres, large de 10 à 15, se divise en deux moitiés égales. La moitié supérieure est appliquée sur l'abdomen, l'inférieure s'applique sur le haut de la cuisse, la partie moyenne répondant au pli inguino-crural.

Si aucune complication ne vient troubler le cours d'une cicatrisation régulière, fièvre, souillure du pansement, etc., celui-ci est laissé en place huit jours au moins. — Au bout de ce temps, on le change en suivant toujours aussi rigoureusement que possible les règles de l'asepsie.

A ce moment, les adhérences commencent à être suffisantes pour permettre l'ablation d'au moins quelques fils. Ceux qui rapprochent les lèvres cutanées de l'incision sont enlevés les premiers.

Au pansement suivant, sept à huit jours après, on peut enlever les fils des piliers.

Il est douteux que ceux-ci aient gardé par leur entrecroisement une adhérence définitive, mais ce rempart, quoique provisoire, a permis une organisation plus complète du bouchon en arrière de lui, d'où une solidité plus grande. Nous discuterons ce point dans un chapitre ultérieur.

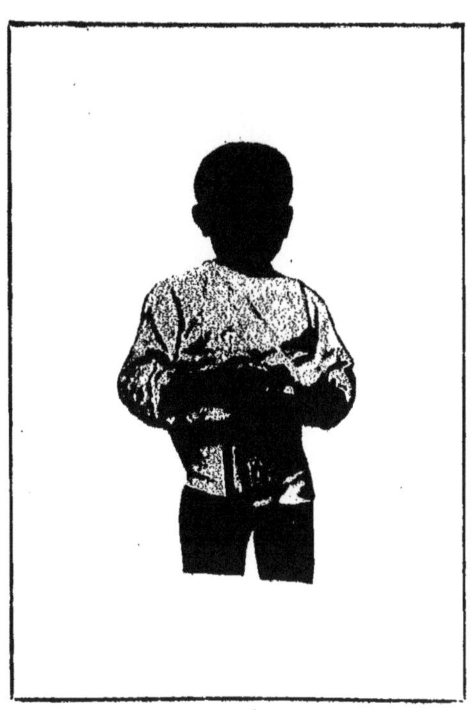

Fig. II. — Ceinture protectrice que l'enfant porte provisoirement après la cure radicale.

C'est alors que, par des tractions modérées, on peut essayer d'extraire le fil qui lie le collet du sac et qui sort à la partie inférieure de l'incision.

C'est alors aussi que la même manœuvre, légère traction, peut se faire sur le fil qui lie l'épiploon, dans le cas où ce fil aussi a été attiré jusqu'au dehors à travers le sac entrelacé. Si l'on éprouve une légère résistance, il est préférable de le laisser, car il s'élimine de lui-même peu après.

Dans la plupart des cas observés, la cicatrisation était complète en quinze jours et, à ce moment, il ne restait au niveau de la plaie aucun fil ni superficiel ni profond.

Ceinture protectrice. — A ce moment, l'enfant qui peut être considéré comme guéri est rendu à sa famille. Mais, bien que la cicatrice soit certainement assez solide, il convient, par mesure de précaution, de lui faire porter un bandage pendant quelque temps au moins.

Le mot bandage est impropre, c'est *ceinture* qu'il faut dire. En effet, le modèle employé par *Vincent* n'est autre que la ceinture de Lucas Championnière. Celle-ci, qui ne comporte aucun ressort, porte une pelote destinée à appuyer sur la paroi du ventre, au-dessus de la cicatrice qui se trouve ainsi à l'abri de tout frottement.

La durée du port de la ceinture ne saurait être fixée mathématiquement. La plupart des malades la portent jusqu'à usure complète, ce qui mène à cinq ou six mois après l'opération. Quelques-uns s'en débarrassent au bout de quelques jours comme d'un objet encombrant, et nous devons bien avouer que ceux qui agissent ainsi ne s'en portent souvent pas plus mal.

Quoi qu'il en soit, *la ceinture* ne doit être placée qu'à titre provisoire, elle devient bientôt un instrument inutile et le but que l'on se propose dans la cure radicale ne serait pas atteint si, à la suite, le malade devait rester soumis à l'esclavage de l'appareil orthopédique.

B. Hernie inguinale avec persistance du conduit vagino-péritonéal.

Les détails dans lesquels nous sommes entré à propos de l'intervention dans le cas le plus souvent rencontré de hernie inguinale sans persistance du canal vagino-péritonéal nous permettront de passer rapidement. Nous n'insisterons que sur quelques points particuliers, sur la reconstitution de la vaginale par exemple.

Les premiers temps de l'opération sont les mêmes que plus haut.

PREMIER TEMPS. — *Incisions de la peau et des plans sous-cutanés.*

2e TEMPS. — *Reconnaissance du cordon, du sac herniaire et isolement soigné de divers éléments du cordon.* — C'est dans ce cas surtout qu'il faut compter avec les éléments du cordon qui sont intimement unis au sac, aussi les doigts du chirurgien doivent-ils en opérer la séparation avec le plus grand soin.

3e TEMPS. — *Traitement du sac, de son contenu.* — *Restauration de la vaginale.* — Le sac est divisé en deux parties par une section transversale. La portion supérieure sera divisée, tressée, traitée en un mot comme plus haut.

La portion inférieure qui coiffe le testicule servira de vaginale à cet organe. On sait que certains chirurgiens laissent telle que cette portion de séreuse, sans la suturer d'autres pratiquent l'adossement des deux feuillets par quelques points au catgut.

M. Vincent la ferme par une sorte de suture en bourse qui provoque une occlusion parfaite de la nouvelle vaginale.

4e Temps. — *Suture des piliers. Section du pédicule du sac.*

5e Temps. — *Suture des incisions. Pansement, soins consécutifs.*

Tous ces temps ne présentent rien de particulier à signaler.

Ectopie du testicule. — Si on se trouve en présence d'une ectopie testiculaire, on doit tout mettre en œuvre pour le conserver et le placer au fond des bourses. On l'attire en bas au fur et à mesure qu'il est libéré de ses adhérences et on le maintient en place par quelques points à la soie ou du catgut.

C'est alors que l'entre-croisement et la suture des piliers méritent d'être soignés, c'est alors que la seconde manière de former les anses de fils s'impose (voir le schéma) comme paraissant particulièrement apte à fermer l'orifice inguinal externe. Cette occlusion empêchera le testicule de remonter vers l'anneau et, quand bien même elle ne serait que *temporaire*, ce que nous admettons parfaitement, le testicule a le temps d'adhérer intimement au fond des bourses avant que les piliers se débarrassant de leur lien aient repris leur écartement antérieur.

Il nous souvient, à ce sujet, d'une observation intéressante qu'il nous semble utile de signaler.

Il y a quelques années, M. Vincent, opérant une hernie chez un enfant de neuf ans environ, se trouva en présence d'une ectopie du testicule sans hernie vraie. On pratiqua l'orchidopexie, l'organe fut ainsi attiré et maintenu au fond des bourses.

Actuellement, le testicule est toujours à sa place normale, l'ectopie ne s'est pas reproduite, mais l'organe paraît un peu atrophié.

Une preuve de plus en faveur de cette conservation que le chirurgien consciencieux doit toujours tenter.

C. **Essai de traitement d'une hernie inguinale par des injections au chlorure de zinc**
(observation inédite).

L'emploi des injections irritantes pour le traitement de la hernie inguinale des enfants n'est pas une méthode nouvelle. On sait que Luton fut un des premiers à faire des injections irritantes avec une solution saturée de sel marin; d'autre part, Schwalbe dit avoir obtenu quelques succès avec l'alcool à 70 ou 80 pour 100. Mais c'est à Lannelongue que revient l'honneur d'avoir tiré de l'oubli cette méthode des *injections sclérogènes*.

En 1891, Lannelongue fit part à l'Académie de médecine de ses premiers résultats. Ce mode de traitement, il faut bien le dire, ne s'adressa pas à la hernie tout d'abord. Il fut tenté à propos d'une hypertrophie congénitale de l'avant-bras et de la main chez un enfant en bas âge.

Au bout de quelques mois, le volume du membre fut presque réduit de moitié. « Le tissu mou et abreuvé des sucs de ce lymphangiome, dit M. Lannelongue, s'était transformé en tissu dur et fibreux. »

En 1896, ce mode de traitement fut essayé dans la hernie inguinale de l'enfance. Une thèse de Paris, celle de de Combes, en a publié les résultats immédiats. Nous y trouvons *les réflexions suivantes* :

« Si cette transformation des tissus sains en tissu fibreux sous l'action du chlorure de zinc est un fait indéniable, un fait sur lequel on peut toujours compter, pourquoi ne pas l'appliquer au traitement des hernies inguinales, pourquoi ne pas chercher à oblitérer des anneaux trop larges, un canal trop bien calibré, à fermer par là même un canal vagino-péritonéal trop distendu, à l'aide de quelques gouttes de ZnCl : opération inoffensive, rapide, peu douloureuse, à la portée de tous les médecins. »

Puis vient la description du manuel opératoire employé par Lannelongue que nous résumons en quelques mots :

La solution de chlorure de zinc est au 1/10. Toute seringue peut servir, mais on n'injectera jamais plus de 1 gr. 50 à XXX gouttes de la solution. Un aide doit tenir le doigt sur l'orifice inguinal profond après que la hernie a été réduite. Il s'agit de circonscrire l'orifice externe. Alors on pratique cinq à six piqûres de V à VI gouttes chacune à droite, à gauche et en bas, en ayant soin de ne pas toucher le cordon qui est attiré en haut et en dedans.

Il faut éviter avec le plus grand soin la pénétration du liquide dans le péritoine et son contact avec la peau et les plans superficiels.

Suivent *cinq observations* de hernies inguinales traitées de cette manière. Ce sont, paraît-il, autant de succès, mais nous regrettons de ne pas connaître des résultats remontant à plus de quelques semaines. C'est vers cette même époque (septembre 1896) que M. Vincent, pour la première fois à Lyon, croyons-nous, tenta cette méthode des injections sclérogènes. Le résultat, comme on va le voir, n'a malheureusement pas répondu à son attente et c'est *un insuccès* que nous publions. Malgré cela, notre maître est loin de condamner la méthode ; un jugement pareil ne se rend pas sur un seul cas ; or, il n'a pas refait de nouvelle tentative.

Nous devons dire aussi que la quantité de chlorure de zinc injecté a été moindre que celle proposée par M. Lannelongue.

Au reste, voici les *principaux traits de l'observation*, que nous n'aurions sans doute pas signalée, si elle ne nous avait pas paru retracer une tentative de traitement, encore essayé par personne à Lyon.

D... André, onze ans et demi, demeurant à Lyon, entré le 13 août 1896 à la Charité. Hernie inguinale gauche (épiplocèle).

13 août. — Réduction de la hernie et injection avec la seringue de Pravaz de quelques gouttes de la solution de ZnCl tout autour du trajet inguinal.

14 août. — L'enfant a eu des picotements douloureux pendant plusieurs heures. Un peu d'empâtement dans le trajet inguinal.

19 août. — L'empâtement qui est considérable envahit tout le scrotum au point qu'il est impossible de trouver une différence de tuméfaction entre les deux côtés.

Nouvelle injection de *quelques gouttes de la solution* de ZnCl au niveau de la hernie, de nouveau douleurs et picotements pendant les quelques heures qui suivent l'injection.

27 août. — Le gonflement et l'œdème inflammatoire ont actuellement totalement disparu, mais on ne sent absolument aucun noyau induré indiquant un travail de sclérose en voie de formation.

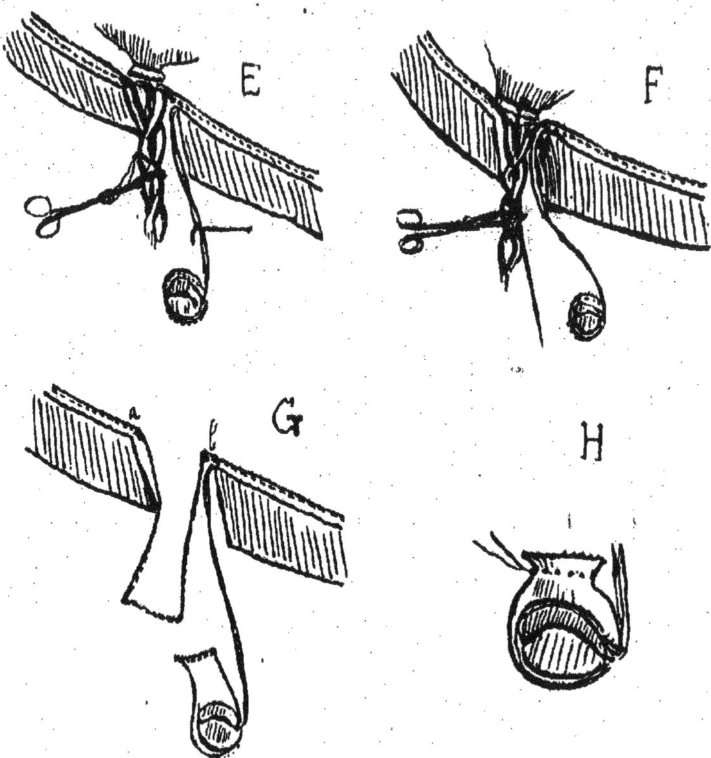

E. L'épiploon a été lié, réséqué, et abandonné dans la cavité abdominale.

F. Autre manière de traiter l'épiploon : Après résection de la partie herniée, le fil de la ligature pour ne pas rester perdu a été attiré au dehors et compris entre les languettes tordues du sac (procédé moins bon que le précédent, car il faut craindre les adhérences épiploïques).

G. Section et dissection du sac dans le cas de persistance du conduit vagino-péritonéal.

H. Suture en bourse de la vaginale.

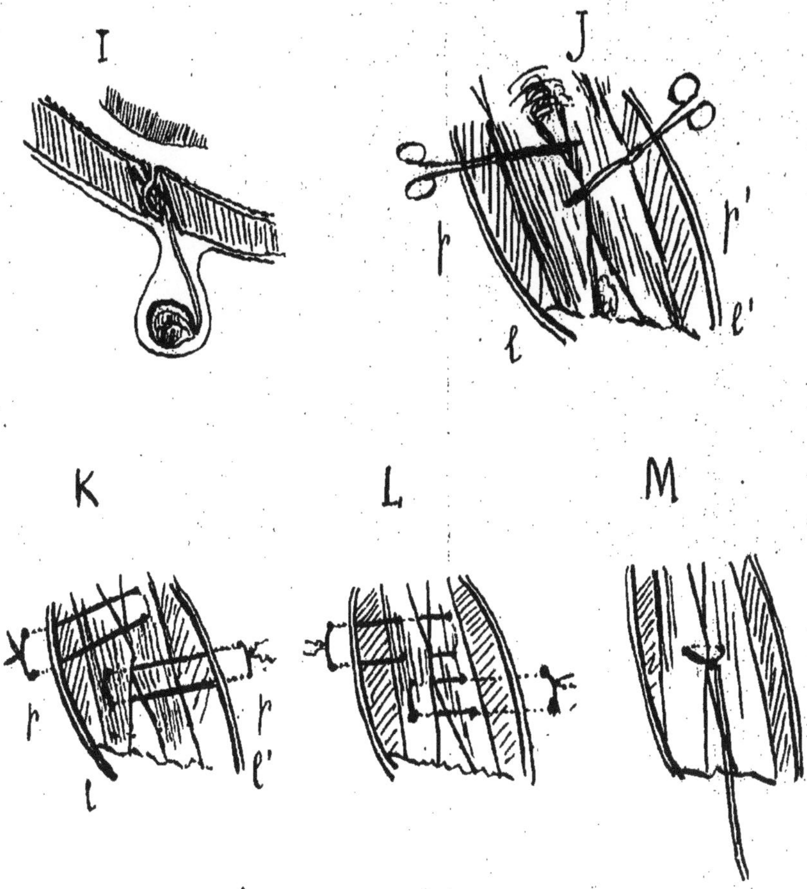

I. Hernie guérie après la cure radicale.

J. Les deux piliers sont rapprochés et croisés l'un sur l'autre au moyen de pinces avant d'être fixés dans cette position par les fils : *p p'*, surface des téguments ; *l l'*, bords de l'incision.

K. Première manière de rapprocher les piliers ; de cette façon, il n'y a pas de fils perdus et le chevauchement des piliers se fait bien. Les pointillés indiquent le trajet sous-aponévrotique des fils formant les anses. Un petit tampon de gaze stérilisée doit être placé entre le nœud et la peau.

L. Deuxième manière de lier les piliers ; elle est plus complexe, plus difficile à exécuter, mais donne un affrontement plus sûr.

M. Troisième manière plus simple, mais moins bonne. Les extrémités du fil, au lieu d'être coupées, sont ramenées en bas pour sortir à la partie inférieure de l'incision et aider ainsi au drainage. De cette façon, toujours pas de fil perdu. Ce procédé insuffisant, s'il est employé seul, peut servir d'adjuvant aux autres.

Par mesure de précaution, on fait faire un bandage au malade et on l'engage à revenir se montrer quelques mois plus tard.

14 novembre. — On revoit l'enfant, la pointe de hernie existe comme auparavant, on ne remarque qu'un épaississement assez marqué du scrotum.

CHAPITRE IV

COMPARAISON DU MANUEL OPÉRATOIRE DE VINCENT AVEC LES PROCÉDÉS DÉCRITS AVANTAGES. — DISCUSSION

La description complète que nous avons faite du manuel opératoire suivi par Vincent dans la cure radicale de la hernie inguinale de l'enfance nous montre nettement que ce procédé est bien à sa place dans notre tableau du début.

C'est bien une méthode qui, *après avoir libéré le sac, le conserve en partie pour le fixer entre les parois du canal.*

Ce procédé n'a donc rien à voir avec ceux qui sectionnent le canal ou excisent totalement le sac. Pas de termes de comparaison à mettre en lumière avec les procédés de Bassini, Fournel, Lucas-Championnière, Muguai, Broca, Berger, Félizet et autres. Et encore à propos de Félizet, une légère restriction est à faire, car, ce chirurgien même avant Ball ayant employé la torsion du sac avec la suture des piliers, possède ainsi un procédé auquel celui de Vincent ressemble. Mais comme le procédé classique de Félizet est celui qu'il décrit dans la cure radicale de la hernie inguinale chez les enfants, c'est le seul que nous avons cru devoir indiquer.

Nous avons pu voir également, que Barker, Baxter, Mac Even, Bishop, Phelps, etc., conservaient également le sac en totalité ou en partie pour renforcer la paroi abdominale. Mais ici, cette sorte de tampon, au lieu de demeurer dans l'intérieur du canal, est refoulée jusqu'à l'orifice interne et même au delà soit par plissement, refoulement ou invagination. Donc, s'il y a quelques similitudes, les différences sont encore assez grandes.

Il n'en est plus de même quand nous considérons les procédés de Duplay et Cazin et de Ball.

MM. Duplay et Cazin conservent le sac, l'isolent, et font un premier nœud.

Puis, après en avoir formé deux languettes, ils pratiquent des nœuds successifs plus ou moins nombreux suivant la longueur du diverticule péritonéal. Ce véritable bouchon n'est point ordinairement fixé entre les parois du canal, sauf les cas où la portion terminale du sac réduite en fines lanières sert à la suture, mais il y demeure certainement en partie, l'extrémité supérieure avec le premier nœud se rétractant seule dans la cavité abdominale. De plus, ce procédé tel qu'il a été imaginé par ses auteurs ou tel qu'il a été modifié par Faure s'efforce de supprimer les fils perdus tant superficiels que profonds. Or, le procédé de Vincent poursuivant le même but : d'autre part, les deux languettes du sac tordues et tressées concourant à la fermeture du canal, rapprochent cette méthode de celle de MM. DUPLAY et CAZIN, ce que nous désirions signaler.

Le procédé de BALL a, comme points de similitude, la torsion du sac avec sa fixation entre les parois du canal ainsi que le rapprochement des piliers; mais combien la torsion telle qu'elle est pratiquée par Vincent est différente ! Ce n'est pas d'elle que dépend la fermeture du sac; elle n'est pour ainsi dire qu'un temps accessoire, l'entre-croisement des deux languettes pratiquant l'occlusion avec autant de force et certainement moins de dangers. La torsion simple du sac doit en effet être poussée assez loin pour concourir au but qu'on lui demande et, dans ce cas, un sac trop mince n'est-il pas exposé à se rompre en un ou plusieurs points.

Mais ce n'est pas tout d'indiquer en quoi divers procédés se ressemblent ou diffèrent.

Les méthodes nouvelles qui ne cherchent qu'à donner un nom à leur auteur n'ont aucune raison d'être si elles n'ont pour but l'intérêt du malade. Ce qu'il nous faut montrer maintenant, c'est que le manuel opératoire suivi par Vincent donne de bons résultats et assure le succès de la cure radicale.

Les conditions que doit remplir toute opération de hernie peuvent, semble-t-il, être résumées de la façon suivante :

1° Détruire l'infundibulum péritonéal qui sert pour ainsi dire de voie toute tracée aux organes abdominaux cherchant une issue au dehors;

2° Fermer le trajet inguinal, renforcer la paroi de

telle façon qu'elle maintienne solidement les viscères pendant l'effort.

3° Supprimer tout corps étranger, tout fil capable de provoquer des accidents de suppuration tardive.

Ces conditions que remplirait parfaitement, dit Payot dans sa thèse, le procédé de MM. Duplay et Cazin, nous prétendons que la méthode de Vincent les possède également.

Tout d'abord, la dissection soignée du sac péritonéal attiré fortement au dehors, la section des deux languettes poursuivie jusqu'à l'orifice interne du canal, avant leur torsion et leur entre-croisement, ne laissent place à aucun diverticule. De plus, la tresse une fois formée, a tendance à se rétracter dans l'abdomen au delà de l'orifice interne, attirée qu'elle est par l'élasticité du péritoine tiraillé. Il ne se forme donc, de cette façon, aucune dépression par où l'intestin pourrait s'engager de nouveau. Quant à la fermeture du canal, elle est assurée à la fois par le tampon obtenu avec le sac et par le rapprochement des piliers.

A ceux qui reprocheraient à la méthode de ne pas s'inquiéter de la restauration de la paroi postérieure, nous répondrons simplement qu'elle ne s'adresse *qu'à l'enfance, qu'à la l'hernie oblique externe*. Il faut donc réserver ce temps opératoire à la hernie de faiblesse chez le sujet dont la paroi a perdu toute souplesse et toute fermeté.

Donc, le tampon formé avec le sac herniaire conservé en partie, tordu et tressé, tend à obstruer le canal, cela va sans dire puisqu'il reste seulement la place du cordon et de ses divers éléments.

Le rapprochement et la suture des piliers concourent encore au même but. Nous savons les critiques nombreuses qui ont assailli ce temps opératoire, aussi croyons-nous devoir y revenir rapidement. Cette opération, qui a été préconisée avec ardeur par MITCHELL BANKS, a été également pratiquée par de nombreux chirurgiens, entre autres par FÉLIZET dont la compétence, en cette matière, n'est pas douteuse. Par contre, d'autres la repoussent comme une manœuvre illusoire et Lucas Championnière en fait même une sévère critique.

« La suture des piliers, dit-il, n'a, par elle-même, aucune valeur. Les piliers sont des tissus fibreux de trop peu de vitalité pour faire eux-mêmes leur accolement et trop peu résistants pour retenir quelque chose. Les chirurgiens qui ont préconisé la suture des piliers faite avec quelque délicatesse se sont fait remarquer par la rapidité de leurs récidives. »

Ce jugement est certes des plus sévères, heureusement qu'il n'est pas sans appel et, pour nous défendre, nous invoquerons l'autorité de Félizet dont les idées sur ce sujet sont absolument celles de notre maître.

« La suture des piliers, dit Félizet à propos de la cure radicale de la hernie inguinale chez les enfants, est un des temps importants de l'opération. Les adhérences et le remplissage du trajet ne suffisent pas dans la plupart des cas. Aussi, dans les cas de trajet largement ouvert, il y a lieu, à notre avis, de recourir à la suture des piliers; mais, entendons-nous bien, et voyons à ne demander à l'opération de la suture des pilier que ce qu'elle peut donner. On ne doit pas attendre de l'affrontement des deux piliers, avec ou sans avivement (ce qui, pour du tissu fibreux, est de médiocre importance) une réunion intime, analogue à la réunion des plaies cruentées, et formant une sorte de muraille homogène, dressée à la place de l'ouverture béante de l'écartement des piliers.

« Ce qu'on peut légitimement demander à la suture des piliers, c'est non la suppression définitive, mais la diminution de l'écart des colonnes fibreuses ; c'est encore et surtout une occlusion temporaire plus ou moins prolongée à l'abri de laquelle les couches cellulo-fibreuses refoulées se modèleront, s'organiseront, se fixeront, jusqu'au jour où, les piliers venant à se quitter, le ciment cellulo-fibreux aura acquis, en dedans d'eux, la résistance qui lui convient pour être et rester un agent sérieux du maintien de la guérison radicale.

« Et c'est surtout dans la chirurgie infantile que la suture des piliers est souvent une opération nécessaire car, dans certains cas, il faut opposer un obstacle immédiat et sévère à la rentrée du testicule dans le ventre. »

Inutile d'insister plus longuement sur cette question de la suture des piliers; elle est donc parfaitement légitimée, sinon, pour provoquer une occlusion définitive au moins pour former une barrière provisoire derrière laquelle les parties cellulo-fibreuses qui ferment le canal pourront s'organiser parfaitement.

La deuxième condition inhérente à toute bonne cure radicale, c'est-à-dire la formation d'un point d'appui solide capable de supporter l'effort des viscères et de boucher la paroi abdominale, se trouve ainsi parfaitement remplie dans la méthode suivie par notre maître.

La suppression des fils perdus est, sinon une condition absolument nécessaire, du moins une condition adjuvante du succès de l'intervention chirurgicale. Ce sont là, on le sait, autant de corps étrangers capables d'entraîner parfois des suppurations tardives et des trajets fistuleux par lesquels ils cherchent à s'éliminer.

Or, dans le manuel opératoire que nous avons fait connaître, il ne reste aucun fil perdu après cicatrisation tous ceux qui ont servi à faciliter l'accolement des parties sectionnées sont enlevés facilement.

Les anses qui referment les piliers prenant, en effet, leur point d'appui à la surface des téguments, seront enlevés sans difficultés au bout de quelques jours.

Le fil qui étreint le collet du sac tressé laissant passer une de ses extrémités à la partie inférieure de la ligne des sutures, cédera bientôt à une légère traction. C'est par là encore que sera retiré le fil qui rapproche les piliers, dans le cas où leur rapprochement a été obtenu de la troisième manière que nous avons indiquée. Enfin les fils profonds qui traversent le tampon cellulo-fibreux formé par le sac pourront être enlevés également, puisqu'ils sont noués à la surface de la peau après avoir traversé toutes les couches qui forment les lèvres internes et externe de l'incision chirurgicale.

Ajoutons que, dans quelques cas même, le fil qui a servi à lier l'épiploon pourra ne pas rester perdu, puisque nous avons dit qu'on pouvait l'attirer jusqu'au dehors et le maintenir entre les lèvres tordues et tressées du sac.

Mais ici, nous savons que ce mode de faire soulève quelques critiques, l'épiploon maintenu contre l'orifice interne peut y adhérer intimement et provoquer quelques accidents, dit-on. C'est ainsi que Lucas Championnière affirme que parmi les hernies douloureuses, un très grand nombre ne sont douloureuses qu'à cause d'adhérences de l'épiploon au sac, à son collet ou au voisinage de ce collet et au-dessus de lui. Il dit aussi qu'outre la douleur on peut observer des accidents graves d'étranglement.

Nous ferons remarquer simplement que les adhérences épiploïques ne se font pas forcément et que les quelques malades chez qui ce temps opératoire a été exécuté n'ont pas paru en ressentir de fâcheux effets.

Néanmoins, il nous semble préférable de traiter l'épiploon le plus simplement possible, c'est-à-dire de le sectionner au thermocautère après une ligature soignée, unique ou en chaîne suivant son épaisseur, et de le laisser libre dans la cavité abdominale.

Nous terminerons cette discussion par quelques mots sur l'opportunité du port d'une ceinture pendant les quelques mois qui suivent l'intervention.

Broca, on le sait, supprime tout bandage après l'intervention et renvoie le malade après quinze jours ; d'autres au contraire exigent l'emploi d'un appareil contenteur.

« L'utilité d'un soutien, dit Félizet, semble démontrée, la question est seulement de savoir combien de temps il sera nécessaire d'en user. »

Pour Vincent, nous nous adressons aux enfants bien entendu, car chez l'adulte les conditions différentes exigent parfois le port définitif de la ceinture, pour Vincent, disons-nous l'utilité de la ceinture n'est pas absolue, nombreux sont les enfants qui s'en débarrassent aussitôt sans en ressentir quelques inconvénients. La règle de conduite est de la porter pendant cinq à six mois, après on peut s'en passer tout à fait, sauf cependant dans certains cas. C'est ainsi que l'apparition d'une toux quinteuse et opiniâtre, d'une coqueluche par exemple, nécessitera de nouveau un soutien à l'abdomen afin d'éviter une récidive ou l'apparition d'une hernie nouvelle.

Ce qu'il faut surtout éviter quand on prescrit un appareil post-opératoire, c'est le bandage herniaire, qui par ses frottements sur la cicatrice peut provoquer des accidents.

Il faut une ceinture sans ressorts en tissu de bretelles avec sous-cuisses et large pelote, presque plane.

M. Lucas Championnière a proposé un excellent modèle, dont la pelote appuie sur la paroi abdominale un peu au-dessus de la cicatrice.

Voici l'origine de l'emploi de cette ceinture, et voici comment Lucas Championnière en définit le rôle.

« J'ai remarqué, dit-il, qu'en appuyant sur le ventre avec le poing, au-dessus de la cicatrice des opérés de cure radicale, on faisait manifestement porter au poing tout l'effort des quintes de toux, de l'éternuement, de tous les chocs abdominaux brusques. J'ai donc pensé qu'on pouvait utiliser cette observation pendant la consolidation de la cicatrice. »

Il est donc absolument inutile, comme on peut le voir, de faire porter la pelote directement sur la région herniaire, car ses frottements ne peuvent que nuire à la cicatrice et le point d'appui n'est pas meilleur. . .

. . . .

Il ne nous reste plus maintenant qu'à publier les résultats opératoires. Les pages qui suivent relatent trente observations opérées par le procédé qui a été décrit. Les interventions pour la hernie des enfants faites par notre maître ces dernières années sont infiniment plus nombreuses, mais les unes s'étant adressées à des hernies étranglées et comprenant pour la plupart des enfants en très bas âge, ne rentrent pas dans le cadre que nous nous sommes tracé. D'autres également ne doivent pas nous occuper car, pour une raison ou pour une autre, un ou plusieurs des temps opératoires ont été modifiés. Restent trente cas typiques que nous avons sinon étudiés personnellement, au moins suivis dans leurs résultats ultérieurs.

L'intervention, pour quelques-uns de nos petits malades, remonte à plusieurs années, trois, quatre, cinq ans même (obs. I, VI, VII, VIII, X, XI, XV, XXVI) ; pour les autres elle remonte au moins à plusieurs mois. Ce sont donc là autant de résultats éloignés qui permettent de juger une méthode.

Sur nos 30 opérés, nous pouvons donner des nouvelles récentes de 25, soit que nous les ayons vus nous-même, soit qu'il nous aient écrit pour nous faire connaître leur état actuel.

Cette enquête, faite le plus consciencieusement possible, nous a appris que 23 étaient absolument guéris, quelques-uns même se livrent à des travaux très pénibles. Un (obs. XIX) est mort de tuberculose pulmonaire,

3 ans environ après l'intervention : sa hernie s'était, paraît-il, reproduite dans les derniers mois de la vie. Mais faut-il compter ce cas comme un insuccès, nous ne le croyons pas, car pendant deux ans tout alla bien, et ce n'est qu'au moment de la période cachectique, caractérisée par un amaigrissement considérable, au dire du médecin traitant, que la récidive s'est faite. Il y a eu là certainement des causes indépendantes de l'intervention chirurgicale.

Un autre (obs. XXII) opéré il y a plus d'un an, aurait actuellement un léger gonflement au niveau de la région inguinale. Nous regrettons de ne pas avoir de renseignements plus précis, car nous ne pouvons dire s'il s'agit réellement d'une récidive ou d'une tuméfaction due au processus cicatriciel.

Au reste, même en choisissant le côté le plus défavorable pour nous, et en admettant qu'il s'agisse dans ce cas d'une légère récidive, la statistique n'en reste pas moins belle et favorable à la méthode.

Quant aux 5 opérés que nous n'avons pu revoir récemment, 2 ou 3 ont été heureusement suivis pendant quelques semaines et même quelques mois après l'intervention, et à ce moment ils ne présentaient aucun accident.

Et puis, la plupart de nos malades habitant la région lyonnaise, il est certain que nous les aurions vus accourir à la moindre alerte, suivant la recommandation qui leur est faite à la sortie de l'hôpital.

Inutile de dire que jamais un seul cas de mort n'a été la conséquence de la cure radicale.

Il nous est donc permis, à présent que la preuve en

est faite, de redire ce que nous insérions au début de notre travail : « Le procédé de Vincent est bon, excellent même. » Mais nous ne prétendons pas que ce soit le meilleur, car nous admettons que d'autres donnent de sérieux résultats, et nous n'allons pas, comme l'ont fait quelques-uns, à condamner tout procédé différent du nôtre.

Enfin, toujours notre statistique en main, on nous permettra de trouver un peu sévère le jugement suivant de M. Championnière à propos de procédés ayant quelque analogie avec celui que nous avons décrit :

« Je ne donne aucun crédit aux procédés qui cherchent à défendre la région herniaire par des masses introduites dans le trajet inguinal. Je regrette les manœuvres qui consistent à boucher le trou de la paroi soit avec le sac, soit avec un bouchon épiploïque. Ces procédés sont douloureux et en réalité sans valeur. »

Pour ce qui est de l'épiploon, nous admettons que son emploi comme bouchon soit à rejeter ordinairement, mais pour ce qui est du sac introduit dans le trajet inguinal, il nous semble avoir suffisamment prouvé le contraire.

OBSERVATIONS

OBSERVATION I

W... André. quatorze ans. Lyon, rue de Nuits, 14. Salle Saint-Augustin, n° 14. Entré le 6 mai, sorti le 13 juin 1895.

Hernie inguinale droite datant de deux ans. La tumeur, qui a la grosseur d'une mandarine, s'accompagne de douleurs avec irradiations dans les membres inférieurs et de coliques sourdes.

11 mai 1895. — *Cure radicale.* On tombe sur une masse d'épiploon qui est liée et réséquée. Suture des piliers.

20 mai. — Ablation des fils, la cicatrisation est presque complète.

6 juin. — Le malade part complètement guéri, avec sa ceinture protectrice.

29 mai 1900. — Nous revoyons le malade cinq ans après la cure radicale. Il n'a porté sa ceinture que pendant quelques mois au plus. Il n'y a jamais eu ni douleurs, ni coliques. L'hernie ne s'est pas reproduite. L'orifice inguinal semble tout petit. Pas traces d'impulsion par la toux et les efforts. En somme, guérison parfaite.

Le malade exerce sans peine aucune la profession de serrurier.

OBSERVATION II

T... Adrien. Dix ans. Lyon, 25 rue Créqui. A la Charité, salle Saint-Augustin, n° 15.

Entré le 7 février, sorti le 8 mars 1900.

Hernie inguinale gauche ayant apparu à l'âge de sept ans à la suite de cris violents.

La tumeur, qui provoque quelques douleurs spontanées, est facilement réductible.

Les douleurs sont beaucoup plus vives à la suite d'une marche ou d'un effort.

14 février. — Cure radicale. Suture des piliers. — Drainage formé par le fil qui lie le sac et qui rapproche les piliers. Pansement avec attelle plâtrée.

2 juin 1900. — Le malade est revu quinze mois après l'opération. Il n'a jamais eu depuis, ni douleurs, ni coliques. Il n'a porté son bandage que pendant six mois. Aucune trace de hernie ou d'éventration. Cicatrice solide. L'orifice inguinal est plus petit du côté de l'intervention que du côté opposé.

OBSERVATION III

C... Jean. Huit ans. Saint-Chef (Isère). Salle Saint-Augustin, 17.

Entré le 22 novembre 1899, sorti le 23 décembre 1899.

Hernie inguinale droite. — L'enfant avait quatre ans quand on la remarqua pour la première fois. Bandage depuis cette époque.

28 novembre. — Opérations. Suture des piliers. Pansement avec attelle plâtrée.

6 décembre. — Pansement. Ablation des fils.

23 décembre. — L'enfant est emmené parfaitement guéri.

1er juillet 1900. — L'enfant, qui a pu être suivi depuis son opération, va tout à fait bien. Cicatrisation parfaite.

La ceinture a été portée environ six mois.

OBSERVATION IV

D... Louise, dix ans et demi, Lyon, rue Créqui, 169. Salle Sainte-Renée, n° 11. Entrée à la Charité le 4 août 1896, sortie le 26 août 1896.

Hernie inguinale droite de la grosseur d'une noix.

8 août 1896. — Intervention. Suture des piliers, Pansement, attelle plâtrée.

26 avril 1896. — L'enfant part avec sa ceinture protectrice.

29 mai 1900. — La malade est en excellent état de santé, elle n'a porté sa ceinture que quelques mois. Actuellement, quatre ans après l'opération, la guérison se maintient complète.

OBSERVATION V

M... Paul, deux ans, Saint-Maurice-l'Exil (Isère). Entré à la Charité, salle Saint-Augustin, n° 38, le 23 mai 1899, sorti le 5 juin.

Hernie inguinale droite facilement réductible, l'enfant a également un phimosis.

26 mai 1899. — *Cure radicale.* Suture des piliers. Pansement, attelle plâtrée.

5 juin. — L'enfant part guéri.

Juin 1900. — Treize mois après l'opération, les parents nous écrivent que l'enfant se porte admirablement bien, il ne s'est jamais ressenti de sa hernie, il ne porte, ni n'a jamais porté de bandage.

OBSERVATION VI

C... Albert, cinq ans et demi. Châteauneuf-du-Rhône (Drôme).

Entré à la Charité, salle Saint-Augustin, le 19 novembre 1897, sorti en décembre 1897.

Hernie inguinale droite avec persistance du conduit vagino-péritonéal. — La hernie remonte aux premiers mois de l'enfant, elle s'est accrue peu à peu, malgré un bandage régulièrement porté.

La tumeur est facilement réductible, mais l'anneau inguinal externe est largement dilaté. Les testicules sont dans les bourses.

26 novembre 1897. — *Cure radicale*, on constate la persistance du conduit vagino-péritonéal. On restaure la vaginale.

Opération normale. Pansement.

11 juin 1900. — Les parents nous apprennent que la guérison est parfaite, le bandage a été supprimé après quelques mois. Au moment où nous avons des nouvelles, l'opération remonte à près de quatre ans.

OBSERVATION VII

C... Maurice, neuf ans et demi, Peyzieux (Ain).

Entré à la Charité, salle Saint-Augustin, n° 10, le 28 avril 1898, sorti le 1er juin.

Hernie inguinale droite congénitale. — *Persistance du conduit vagino-péritonéal.* — L'orifice inguinal est largement dilaté, la hernie est facilement réductible.

2 mai. — Cure radicale. Le conduit vagino-péritonéal persiste. On refait la vaginale. On sectionne l'épiploon hernié. Suture des piliers. Pansement. Attelle plâtrée.

10 mai. — On commence à enlever quelques fils.

1er juin. — L'enfant part guéri.

10 juin 1900. — Plus de deux ans après l'intervention, on apprend par les parents que l'enfant est parfaitement guéri et qu'il n'a jamais porté, depuis son opération, ni ceinture, ni bandage.

OBSERVATION VIII

B... PIERRE, deux ans et demi, Saint-Julien-d'Anse (Haute-Loire), entré salle Saint-Augustin nº 5, le 13 mai 1897, sorti le 2 juillet.

Hernie inguinale droite datant de l'âge de six mois.

A l'entrée, elle distend le scrotum, qui a la dimension d'un poing d'adulte, elle se réduit avec gargouillements. Les deux testicules sont à leur place normale.

19 mai. — *Cure radicale.* On trouve la persistance du conduit vagino-péritonéal. Formation d'une vaginale. Suture des piliers. Pansement.

18 juin. — Guérison complète, on enlève les derniers fils.

9 juin 1900. — Les parents nous écrivent, *trois ans après l'opération*, affirmant la santé parfaite de leur enfant et une guérison complète.

OBSERVATION IX

L. . EUGÈNE, huit ans, entré salle Saint-Augustin, le 20 novembre 1896, sorti le 20 décembre 1896.

Hernie inguinale gauche, persistance du conduit vagino-péritonéal.

24 novembre. — *Cure radicale.* Formation de la vaginale. Pansement. Attelle plâtrée, etc.

L'enfant, qui part le 20 décembre 1896, est perdu de vue quelques semaines après son opération. A ce moment, *la guérison* était parfaite et la cicatrice fortement développée.

OBSERVATION X

M... Claudius, deux ans et demi. Cours (Rhône).

Entré salle Saint-Augustin n° 4, le 6 mai 1898, sorti le 21 juin 1898.

Hernie inguinale gauche. Persistance du conduit vagino-péritonéal. Troubles fonctionnels presque nuls.

10 mai. — Cure radicale. Formation d'une vaginale par suture en bourse. Chevauchement des piliers. Pansement. Attelle plâtrée.

18 mai. — Ascension de la température, légère inflammation de la région opératoire

2 juin. — Disparition des phénomènes généraux Ablation des fils.

21 juin. — L'enfant part avec une cicatrice résistante, scléreuse, formant une solide barrière.

7 juin 1900. — Deux ans après l'opération, les parents nous écrivent que leur enfant est en parfait état et qu'il ne porte aucune ceinture.

OBSERVATION XI

M... Gaston, cinq ans et demi, Saint-Etienne-Saint-Geoire (Isère).

Entré salle Saint-Augustin le 30 avril 1898, sorti le 1er juin.

Hernie inguinale droite, persistance du conduit vagino-péritonéal.

2 mai 1898. — Cure radicale. On refait la vaginale par une suture en bourse. Suture des piliers. Attelle plâtrée.

16 mai. — Ablation des fils.

1er juin. — L'enfant part guéri.

18 juin 1900. — Plus *de deux ans* après l'opération, le père nous écrit que l'enfant ne porte absolument aucun bandage et qu'il ne s'est jamais ressenti de rien.

OBSERVATION XII

B..., Émile, deux ans et demi. Cormoranche (Ain).

Entré salle Saint-Augustin, n° 33, le 13 octobre 1899, sorti le 10 novembre.

Hernie inguinale gauche. — Cure radicale. Suture des piliers, pansement. Attelle plâtrée. L'enfant part guéri.

20 juin 1900. — Depuis le départ de l'enfant, c'est-à-dire il y a huit mois, la hernie ne s'est jamais reproduite, il n'y a jamais eu ni douleurs, ni complications, bien que l'enfant soit très turbulent. La cicatrice est très solide. Les parents continuent à faire porter la ceinture qui doit être parfaitement inutile.

OBSERVATION XIII

C..., Adrien, cinq ans et demi. Merle (Loire).

Entré salle Saint-Augustin, le 12 octobre 1899, sorti en novembre.

Hernie inguinale droite. — La tumeur existerait depuis deux ans environ, l'anneau inguinal externe est largement dilaté.

28 octobre. — *Cure radicale*. On constate la persistance du conduit vagino-péritonéal. Suture des piliers. Pansement, etc. Guérison rapide.

12 juin 1900. — Neuf mois après l'opération, les parents nous écrivent que la hernie ne s'est nullement reproduite, que l'enfant ne souffre pas. Il porte de temps en temps sa ceinture protectrice qui existe encore, mais il la quitte sans inconvénients.

OBSERVATION XIV

D. Louis-Antoine, quatorze ans et demi. Heyrieux (Ain). Entré salle Saint-Augustin, n° 17, le 29 juin 1899, sorti le 3 août.

Hernie inguinale droite. — La hernie, qui ne date que de quelques mois, est survenue à la suite d'un effort, elle acquiert le volume d'un poing et provoque des coliques.

Cure radicale. Opération normale. Suites bonnes.

3 août. — Le malade sort complètement guéri.

Pas de nouvelles récentes.

OBSERVATION XV

M..., Marie, treize ans, Lyon, route d'Heyrieux, 47. Entrée salle Sainte-Renée, n° 36, le 6 mars 1895, sortie le 31 mars.

Hernie inguinale droite. — La hernie a apparu à l'occasion d'une coqueluche, l'enfant avait alors dix-huit mois.

Douleurs abdominales assez vives. Bandage depuis plusieurs années. La tumeur est facilement réductible.

12 mars. — *Cure radicale.* Manuel opératoire et pansement comme à l'ordinaire.

25 mars. — Premier pansement, réunion par première intention.

31 mars. — La malade part absolument guérie avec sa ceinture.

30 mai 1900. — Plus de cinq ans après l'opération, la mère de l'enfant nous écrit que l'enfant ne souffre plus, la hernie est parfaitement guérie, aucun bandage n'a été porté depuis l'opération.

OBSERVATION XVI

B... Paul, six ans et demi, Optevoz (Isère).

Entré salle Saint-Augustin n° 19, le 11 avril 1899, sorti le 29 avril.

Hernie inguinale droite, la hernie existe depuis trois ans, elle est facilement réductible et ne s'accompagne d'aucunes douleurs.

14 avril. — *Cure radicale.* Suture des piliers. Pansement.

29 avril. — L'enfant part guéri.

30 mai 1900. — Plus d'un an après l'opération, on apprend que la cicatrice est très résistante, que l'enfant ne souffre plus et ne porte aucun bandage.

OBSERVATION XVII

S. André, cinq ans et demi, Saint-Just (Lyon).

Entré salle Saint-Augustin, le 13 août 1895, sorti le 14 septembre.

Hernie inguinale gauche. La hernie, bien que très volumineuse, est cependant facilement réductible.

14 août. — Cure radicale.

L'enfant, qui allait *très bien* a été perdu de vue quelques mois après son opération, ayant été emmené en Russie par ses parents. A ce moment il portait sa ceinture.

OBSERVATION XVIII

C... Eugène, deux ans, Belmont (Loire).

Entré salle Saint-Augustin, n° 34, le 15 juin 1899, sorti le 3 août.

Hernie inguinale gauche.

16 juin. — *Cure radicale.* Suture des piliers. Attelle plâtrée. Le malade, qui a souillé son pansement, a une légère suppuration.

3 août. — Il part complètement guéri.

31 juin 1900. — Actuellement la guérison est complète, la hernie ne s'est pas reproduite, l'opération remonte à plus d'un an.

OBSERVATION XIX

V. Louis, douze ans, Villebois (Ain).

Entré le 12 octobre 1892, sorti le 12 décembre 1892.

Hernie inguinale gauche. — La hernie est facilement réductible, l'anneau inguinal externe est très élargi.

16 octobre. — *Cure radicale.* On tombe sur de l'épiploon qui est réséqué après ligature. Suture des piliers. Pansement, etc.

17 octobre. — Phénomènes d'occlusion intestinale. Vomissements, constipation, etc., qui cessent bientôt.

12 décembre. — Le malade part guéri.

En 1894. — L'enfant va bien. La hernie ne s'est pas reproduite.

En 1895. — L'enfant tombe malade, dépérit rapidement et meurt tuberculeux, le 16 août 1895, dans un état de cachexie avancée. *La hernie avait tendance à se reproduire, dans les derniers mois* qui ont précédé la mort.

Il y a donc eu ici une récidive, deux ans et demi après l'intervention, mais l'amaigrissement considérable du malade, le très mauvais état général et la faiblesse de la paroi abdominale y sont peut-être pour quelque chose.

OBSERVATION XX

D... Jean, neuf ans etdemi, Souzy (Rhône).

Entré le 24 novembre 1899, sorti le 6 janvier 1900.

Hernie inguinale droite congénitale. — La tumeur est molle, réductible, provoquant parfois quelques douleurs spontanées.

30 novembre. — *Cure radicale.* Pansement. Suites normales.

31 juin 1900. — Sept mois après l'opération, les parents nous écrivent que leur enfant fait un travail pénible, malgré cela il ne souffre aucunement. Sa ceinture, qui sera bientôt hors d'usage, ne doit pas être renouvelée.

OBSERVATION XXI

F. Célestin, huit ans, Saint-Barthélemy-la-Plaine.

Entré le 31 octobre 1899, sorti le 21 décembre.

Hernie inguinale gauche, congénitale, par persistance du conduit vagino-peritonéal. Pas de douleurs.

2 décembre. — *Cure radicale.* Suture des piliers. Pansement, etc.

21 décembre. — Le malade part guéri.

La guérison se maintient à l'heure actuelle, depuis l'intervention une photographie a été faite, qui montre une cicatrice fort développée.

OBSERVATION XXII

R... Louis, deux ans et demi. Brullioles (Rhône).

Entré le 27 mai 1899, sorti le 10 juin 1899.

Hernie inguinale droite. — La tumeur indolente, facilement réductible, ne provoque aucuns troubles fonctionnels.

31 mai. — *Cure radicale.* Suture des piliers.

10 juin — La plaie est tout à fait cicatrisée, l'enfant part.

21 juin 1900. — L'operation remonte à treize mois. La mère nous écrit que l'enfant n'a jamais porté de ceinture depuis l'intervention, mais qu'on constate actuellement au même niveau un léger gonflement.

Y a-t-il donc dans ce cas une *tendance à la récidive*, ou cette sorte de tuméfaction *est-elle due au processus* cicatriciel, nous ne saurions le dire, car l'enfant n'a pas été revu par le médecin.

OBSERVATION XXIII

B... ADRIENNE, onze ans, Lyon, rue Créqui, 205.

Entrée le 9 janvier 1900, sortie le 4 mars.

Hernie inguinale droite. La hernie remonte à six mois.

19 janvier. — *Cure radicale*. Suture des piliers. Pansement. Attelle plâtrée. Il a fallu réséquer un volumineux morceau d'épiploon hernié.

3 février. — Légère suppuration de la plaie.

4 mars. — Guérison complète. L'enfant part.

20 juin 1900. — Nous revoyons la malade qui va très bien, il n'y a aucune impulsion ni par la toux, ni par les efforts. Pas de douleurs. Large plaque d'induration au niveau de la cicatrice.

OBSERVATION XXIV

T... ANTONIN, quatorze ans et demi, Saint-Chamond (Loire).

Entré le 26 mars 1900, sorti le 20 avril 1900.

Hernie inguinale droite avec persistance du conduit vagino-péritonéal Douleurs assez fréquentes ; il y a quatre ans petite crise accompagnée des symptômes d'étranglement.

Actuellement la hernie est facilement réductible.

28 mars. — *Cure radicale*. Restauration de la vaginale, suture des piliers.

4 avril. — Pansement. Ablation des fils.

Le malade part quelques jours après, bien guéri.

24 juin. — La guérison se maintient, le malade va tout à fait bien, il porte sa ceinture.

OBSERVATION XXV

M.., MARIUS, deux ans et demi, Lyon, 20, route de Grenoble.

Entré le 4 mars 1899, sorti le 29 mars 1899.

Hernie inguinale gauche avec persistance du conduit vagino-péritonéal. La hernie date de la naissance, elle ne provoque aucuns troubles fonctionnels.

8 mars. — *Cure radicale.* Suture des piliers. Attelle plâtrée.

29 mars. — Deuxième pansement. On retire les derniers fils.

Le malade part guéri.

L'enfant, qui a pu être suivi quelques semaines après son opération, ne présentait aucun trouble morbide, aucune récidive. Comme il habite Lyon, il est certain qu'il nous aurait été ramené à la moindre alerte.

OBSERVATION XXVI

B..., EMILE, treize ans et demi. Saint-Fons, 26, rue Nationale. Entré le 5 septembre 1897, sorti le 30 octobre 1897.

Hernie inguinale droite. La hernie, qui date de six ans, est facilement réductible, le testicule est bien descendu. A signaler quelques douleurs après une journée de travail.

10 septembre. — Cure radicale, suites normales.

3 octobre. — Le malade s'en va bien guéri.

21 juin 1900. — Nous revoyons le malade quatre ans environ après son opération. Il a porté sa ceinture pendant trois ou quatre mois. Depuis, il se livre à un travail pénible, il n'a jamais éprouvé ni douleurs, ni coliques.

Il n'y a actuellement aucune trace de la hernie, pas d'impulsion par la toux ou les efforts. La paroi abdominale semble fort solide, l'orifice du canal inguinal est très petit.

OBSERVATION XXVII

F..., Pierre, quatre ans, Lyon, 48, chemin des Culattes Entré le 27 juin 1896, sorti le 30 juillet 1896.

Hernie inguinale droite. Après une course ou un exercice violent, la hernie descend au fond des bourses.

2 juillet. — *Cure radicale.* Suture des piliers. Le drainage est fait simplement par le fil des sutures des piliers et du sac.

10 juillet. — Pansement. On enlève quelques fils.

30 juillet. — Le malade part guéri.

Après avoir été suivi pendant quelque temps, le malade, qui va bien, est perdu de vue. Il est permis de supposer que la guérison constatée s'est maintenue jusqu'à l'heure actuelle.

OBSERVATION XXVIII

M..., Joseph, huit ans et demi, Lyon, 168, route de Genas. Entré le 19 mars 1900. Sorti le 25 mai 1900.

Hernie inguinale droite. L'affection a débuté il y a deux ans environ. La tumeur, qui ne provoque aucun trouble fonctionnel, est facilement réductible.

20 mars 1900. — Cure radicale. On sectionne après ligature une masse épiploïque considérable qui formait la hernie. Suture des piliers. Pansement. Attelle plâtrée.

12 avril. — Guérison.

21 juin 1900. — L'enfant a été revu, la guérison est actuellement complète, il n'y a pas eu d'accidents ; la paroi abdominale semble bien reconstituée.

OBSERVATION XXIX

D..., Auguste, six ans. Lyon, 24, rue Rachais. Entré le 15 mars 1900, sorti le 10 avril 1900.

Hernie inguinale droite.

20 mars. — Cure radicale. Suture des piliers. Attelle plâtrée. Le malade part guéri.

21 juin. — L'enfant va tout à fait bien, la paroi abdominale semble bien fermée. La ceinture de sûreté est encore portée. La cicatrice est, chez ce malade, particulièrement résistante.

OBSERVATION XXX

J..., Ferdinand, sept ans et demi, Nantoin (Isère). Entré le 23 avril 1900, sorti le 16 mai 1900.

Hernie inguinale droite. Augmentation de volume très marqué par la toux et les efforts.

25 avril. — Cure radicale, suture des piliers. Pansement. Attelle plâtrée.

16 mai. — Le malade part ; il va bien.

20 juin 1900. — Les parents nous écrivent que leur enfant est tout à fait guéri, il n'y a eu qu'une suppuration légère après son retour dans sa famille. L'enfant porte sa ceinture de sûreté.

CONCLUSIONS

I. La cure radicale chez les enfants doit toujours être préférée à n'importe quel bandage ou appareil orthopédique.

Pratiquée avec soin, c'est une opération sans dangers.

II. D'après l'opinion que nous avons pu nous faire nous-même, si l'on doit toujours opérer l'enfant, l'intervention, à moins de complications qui forcent la main au chirurgien, semble prématurée avant l'âge de deux ans.

III. Le procédé employé par *M. Vincent* et qui s'adresse spécialement à la hernie oblique externe, celle des enfants, donne de bons résultats parce qu'il remplit *les conditions suivantes :*

a) Destruction du cul-de-sac péritonéal dans lequel s'engagent les organes abdominaux (épiploon ou intestin) pour constituer la hernie.

b) Obturation du trajet inguinal et formation d'un point d'appui qui, tout en supportant le choc des viscères pendant l'effort, bouche également l'orifice de la paroi.

c) Suppression aussi complète que possible de tout fil perdu, dont la présence est souvent capable, de provoquer des accidents de suppuration tardive.

IV. Aucune conclusion à tirer de l'insuccès obtenu par notre maître dans le traitement de la hernie par les injections de chlorure de zinc ; un seul cas ne peut pas permettre de juger une méthode.

BIBLIOGRAPHIE

AGIER, Cure radicale de la hernie inguinale par les méthodes opératoires sanglantes (thèse de Lyon, 1895).

BALL, Brit. med. journal, 1887 (II, p. 1272).

BARKER, Brit. med. journal, 1887 (t. II, p. 1203).

BASSINI, Arch. e Atti della soc. ital. di chir., 1887.

BAXTER, Ann. of Surgery, 1898.

BENNETT, The lancet, 1891.

BERGER, *in* thèse de Nalpasse. Paris, 1899.

BISCHOP, Brit med. journal, 1890.

BOTTINI, Riforma medica, 1891.

BROCA, *in* thèse de Bonnet. Paris, 1897.

BONNET, Cure radicale de la hernie inguinale non étranglée, chez les enfants en bas âge, par le procédé de Broca (thèse de Paris, 1897).

DE COMBES, Traitement des hernies par les injections interstitielles de chlorure de zinc (thèse de Paris, 1896).

DÉZON, thèse de Paris, 1898.

DUPLAY et CAZIN, Cliniques 1898 et thèse de Payot, Paris, 1897.

FAUCOMPRÉ, Cure radicale des hernies inguinales et crurales par le procédé Duplay et Cazin (thèse de Lyon, 1899).

FAURE, Presse médicale, 1898.

FÉLIZET, Cure radicale de la hernie inguinale chez les enfants, 1890.

FERRARI, Arch. della Soc. ital. di Chir., 1891.

FOURNEL, Cure radicale de la hernie inguinale, Paris, 1900.

GOODWIN, New-York, med. journal, 1894.

JABOULAY, article *Hernie* du Traité de chirurgie Delbet et le Dentu.

JABOULAY et BÉRARD, du Retournement du canal péritonéo-vaginal ou de la vaginale, dans la cure radicale des hernies inguinales congénitales et de certaines hydrocèles (Province médicale, 13 mars 1895).

KELLY, New-York surgical Society, 1891.

KINGSCOTE, Brit. med. journal, 1890.

LAGUAITE, Lyon medical, juillet 1897.

LANNELONGUE, Ac. méd. et Gazette hôp., 1891.

LUCAS CHAMPIONNIÈRE, Cure radicale des hernies, 1892, et Rôle de la graisse dans les hernies (Communication à l'Académie de médecine et Journal de médecine, septembre 1896).

LAWSON TAIT. Brit. méd. Journal, 1883.

LEONTE DE BUCHAREST, Congrès de chirurgie, 1888.

MAC EVEN, Ann. of Surgery, 1886.

MITCHELL BANKS, Brit. med. journal, 1893.

MUGUAI, Riforma medica, 1891.

NALPASSE, Cure radicale par le procédé de Berger (Paris, 1899).

OMER CHEFKI, Lyon medical, 1893.

PAYOT, Cure radicale de la hernie inguinale par le procédé de Duplay et Cazin (Paris, 1897).

POLLOSSON, Lyon medical, 1893.

PHELPS, New-York, méd. journal, 1894, 8 septembre.

POSTEMPSKI, Arch. e atti della Soc. ital. di chir., 1890.

POULLET, Lyon médical, 19 novembre 1893.

SIRAUD, *in* thèse de Faucompré (Lyon, 1899).

STOKES, Inconvénients des fils résorbables dans les hernies (Brit. med journal, t. I, p. 465).

TABLE

Lyon. — Imp. A. Rey, 4, rue Gentil. 24090.

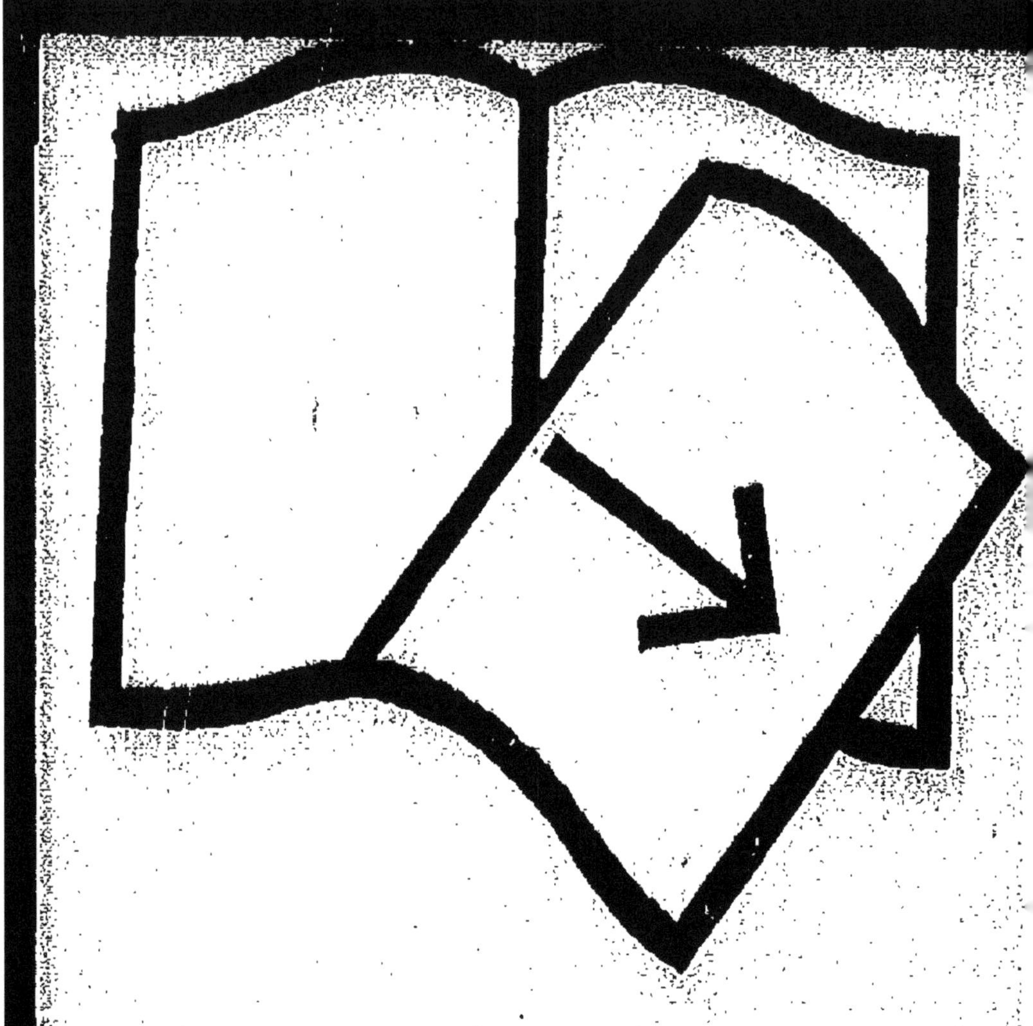

www.ingramcontent.com/pod-product-compliance
Ingram Content Group UK Ltd.
Pitfield, Milton Keynes, MK11 3LW, UK
UKHW021231230726
13926UKWH00003B/1377